Aktive Krebstherapie und Vollwertkost

Axel Meyer · Dr. Peter Wolf · Cordula Bruch

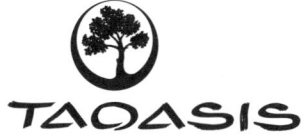

TAOASIS

Eine **TAOASIS** Produktion

TAOASIS VERLAG D-32657 Lemgo
© 1989 by Axel Meyer
3. Auflage 1995

Verantwortlich für den medizinischen Teil:
Dr. Peter Wolf und Cordula Bruch

Fotos: Ulla Mayer-Raichle, D-8960 Kempten
Druck: PDC, Paderborner Druck Centrum
Alle Rechte vorbehalten
Printed in West-Germany

ISBN 3-926014-13-X

Eine Krankheit ist weder sinnlos noch zufällig,
sondern hat zu dem Betroffenen eine ganz bestimmte Beziehung.
Sie will ihm zeigen, daß sein Leben aus dem natürlichen
Gleichgewicht geraten ist.
Eine wirkliche Heilung ist somit nur möglich,
wenn der Betroffene die Bedeutung seiner Krankheit erkennt
und bereit ist,
seine alten, kranken Gewohnheiten loszulassen
und seinem Leben einen neuen Sinn zu geben.

(Axel Meyer)

*Dank an Ulla Mayer-Raichle
für das Titelbild und die Innenfotos.*

Inhalt

Daß der Kranke gesund wird, ist nie ein Verdienst des Arztes, es ist seine Schuld, die Schuld seiner Torheit und Unwahrhaftigkeit, wenn der Kranke nicht gesund wird; der Arzt aber hat immer die Gelegenheit, in und durch die Behandlung, die er vom Kranken kostenlos empfängt, zu genesen . . .

Georg Groddeck

Einleitung

Seit ich mich vor zehn Jahren zum ersten Mal mit dem Phänomen Krebs konfrontiert sah, erlebe ich, wie die Diagnose Krebs Angst und Verzweiflung bei den Betroffenen auslöst. Es scheint so, als würde Krebs gleichgesetzt werden mit unheilbar und am Ende bliebe nichts anderes als ein qualvoller Tod.

Ich möchte in diesem Buch über meine Erfahrungen als biologisch arbeitender Arzt berichten und aufzeigen, daß es Mittel und Wege gibt, diese chronische und individualspezifische Krankheit zu lindern oder sogar zu heilen.

Bernie Siegel schreibt in seinem Buch »Prognose und Hoffnung« einen wunderbaren Satz: »Es gibt keine unheilbaren Krankheiten, sondern nur unheilbare Patienten«. Das bedeutet, es gibt eigentlich keine Krankheiten, sondern nur kranke Menschen.

In unserem Buch sollen Wege aufgezeigt werden, die den Betroffenen die Möglichkeit geben, ihr Leben und ihre Krankheit selbst in die Hand zu nehmen. Krebs ist eine Herausforderung an die Betroffenen genauso wie an die Therapeuten. Der Betroffene soll lernen, seine Verantwortung nicht an die Allmachtsansprüche der traditionellen Medizin abzugeben, sondern seine Krankheit als eine Chance anzusehen, sein Leben zu verändern. Er sollte sich nicht verwirren lassen durch die Erfolgsmeldungen der traditionellen Schulmedizin über Chirurgie, Chemo-, Strahlen- und Hormontherapie. Denn trotz aller Anstrengungen, die diese mit einem enormen Kostenaufwand in zahllosen Forschungsinstituten unternimmt, sterben noch genau so viele Menschen an Krebs wie vor zehn Jahren.

So lange die Schulmedizin den Patienten aus ihren Krankenhäusern mit dem Satz entläßt: »Leben Sie so weiter wie bisher, wir haben den Tumor entfernt«, wird sich an dieser Front nichts verändern.

Auf dem langen Weg, eine neue biologische Krebstherapie zu entwikkeln, kam ich zu der Erkenntnis, daß Krebserkrankungen keine »unsinnigen« Krankheiten darstellen, sondern etwas mit dem Leben und den Gewohnheiten der Betroffenen zu tun haben. Dies bestätigen auch die Forschungsergebnisse in den letzten Jahren, in denen immer wieder berichtet wird, daß Krebserkrankungen zu 80–90% durch Faktoren wie Rauch- und Trinkgewohnheiten, Ernährung, die seelische Allgemeinverfassung oder durch eingeatmete giftige Stoffe verursacht werden. Die Menschen in unserer Gesellschaft werden in dem Bewußtsein erzogen, daß die Wiedererlangung der Gesundheit allein von Ärzten und Medikamenten abhängt. Sie haben das Gefühl dafür verloren, daß Gesundheit genauso wie Krankheit mit ihnen selbst zusammenhängt, sie haben verlernt, aktiv an ihrer Gesundheit zu arbeiten.

Die Menschen werden von der herkömmlichen Medizin dazu erzogen, entweder an der Tür zum Krankenhaus oder zur Praxis ihre Verantwortung für sich selbst und ihren Körper abzugeben und diese dem Arzt quasi zu übertragen. Und je ohnmächtiger die Schulmedizin gegenüber dem Phänomen Krebs steht, desto destruktiver und brutaler werden ihre Methoden, den Menschen zu therapieren. Es wird versucht, mit Chirurgie, Strahlen-, Chemotherapie oder Hormontherapie den Tumor auszumerzen, als wäre der Körper eine Maschine und nicht ein sensibler, individueller Organismus, bestehend aus Seele und Körper und Geist. Es ist typisch für diese Art von Medizin, daß alle Vierteljahre Laboruntersuchungen getätigt werden, genau aufgelistet, gezählt, in Statistiken gepreßt, aber niemand von der traditionellen Schulmedizin fragt den Patienten: »Wie ist Ihre Lebensqualität bei der Art von Therapie, die wir Ihnen angedeihen lassen?«

Lebensqualität, Lebensgefühl, das Leben bis zum Tode als lebenswert zu empfinden, spielt in den herkömmlichen Statistiken keine Rolle.

Als Arzt, der den sanften Weg der Naturheilverfahren für Krebskranke gewählt hat, bin ich zu der Überzeugung gekommen, daß nur eine Veränderung der Lebensgewohnheiten überhaupt eine Chance bietet, Krebs zu verstehen und den Rest des Lebens ohne Metastasen und Rezidive zu leben.

Die aktive Krebstherapie mit Vollwerternährung soll einen neuen Weg aufzeigen, mit dieser Krankheit in Einklang zu kommen, die Lebensqualität zu steigern, die Krankheit als eine Chance zu sehen, das Leben zu verändern.

Dr. med. Peter Wolf

Gesundheit

(Dr. med. Peter Wolf)

Bei dem Nachdenken über dieses Kapitel ist mir aufgefallen, wie schwer es ist, über Gesundheit zu schreiben. Gesundheit wird von den meisten Menschen als etwas Normales angesehen, etwas über das man nicht zu reden, sich nicht zu freuen, aber auch nicht nachzudenken braucht. Die meisten Bücher handeln von Krankheit und wie man wieder gesund werden kann – auch dieses.

Leben wir schon in so einer kranken Welt, daß Gesundheit wie ein Fremdwort erscheint? Schauen wir uns die Flut von Wörtern an, die mit Gesundheit verbunden werden, wie z.B. Gesundheitsschuhe, Gesundheitsladen, Gesundheitsbetten, gesundes Essen, gesundes Leben, Gesundheitswesen und als krönender Abschluß Gesundheitsreform.

Diese Flut von Angeboten, genauso wie die Flut von Helfern (Ärzte, Psychologen, Sozialarbeiter, Theologen, Krankenschwestern, Arzthelferinnen usw.), sollen uns vorgaukeln, daß wir gesund leben wie noch nie zuvor. Die Realität ist aber eine andere.

Die Institution Gesundheitswesen oder die Gesundheitsreform möchte uns in dem Glauben lassen, daß für unsere Gesundheit gesorgt wird. Ironischerweise darf aber auf keinem Krankenschein die Diagnose oder das Wort »gesund« stehen – kein Arzt wird dafür bezahlt, daß er feststellt, ein Mensch, der zu ihm kommt, sei gesund.

In unserem Kulturkreis halten sich die meisten Menschen für gesund, so lange sie bei sich keine körperlichen Krankheitssymptome entdecken. Auch die Ärzte bezeichnen die Menschen als gesund, deren körperliche Testwerte im Normbereich liegen. Es kümmert sie wenig, ob der Mensch, den sie gerade untersuchen, sehr angespannt ist, sich deprimiert und einsam fühlt. Auf keiner technologischen Skala erscheint, ob er sich ungünstig ernährt, sich nur wenig bewegt, keinen Spaß an der Sexualität hat und sein Leben als weitgehend sinnlos empfindet.

Die Ärzte der Neuzeit erfassen im wesentlichen die biologische Maschine Mensch. Gesundheit ist aber mehr als die Abwesenheit von Krankheit. Schon 1946 propagierte die WHO den Begriff Gesundheit wie folgt: »Die Gesundheit ist der Zustand des vollständigen körperlichen, geistigen und sozialen Wohlbefindens und nicht nur das Freisein von Krankheit und Gebrechen.« Was können wir nun selbst tun, um unsere Gesundheit zu erhalten?

Wir können viel von den Ärzten des Altertums lernen. Diese lehrten schon damals, daß uns Gesundheit im weitesten Sinne gegeben ist, wenn wir in Harmonie mit unserem Selbst und unserer Umgebung leben, wenn wir lernen, Veränderungen gelassen zu begegnen, an Herausforderungen zu wachsen und die heilenden Kräfte in unserem Inneren zur Entfaltung zu bringen.

Gesundheit heißt im Grunde, eine integrierte Persönlichkeit zu sein. Viele, die dieses Buch lesen, werden jetzt überlegen, was heißt das, eine integrierte Persönlichkeit zu sein?

Machen Sie folgende Übung: Setzen Sie sich bequem hin und entspannen Sie so gut wie möglich Geist und Körper. Dann lassen Sie Ihre Vorstellung ein Bild Ihres Selbst zusammenstellen, das Sie bei absoluter Gesundheit zeigt. Nehmen Sie sich Zeit, dieses ideale Bild in Augenschein zu nehmen. Wie unterscheidet sich der Mensch, den Sie gerade vor Ihrem geistigen Auge sehen, von Ihrem augenblicklichen Selbst? Wie müßte die Person sein, die Sie gerade sehen? Was kann sie tun, was Sie selbst nicht können?

Diese einfache kleine Übung wird Ihnen den Unterschied zeigen, der zwischen Ihrer augenblicklichen Verfassung und jenem Gesundheitszustand besteht, den Sie sich wünschen würden – dieser Unterschied kann sehr groß sein.

Gewöhnlich stellen sich viele Menschen im Anschluß an diese Überlegungen mehrere Fragen:

Warum bin ich nicht so gesund, wie ich es gerne wäre?

Welche Hindernisse stehen meiner Gesundheit im Wege, und warum sind sie überhaupt vorhanden?

Könnte es sein, daß ich bald wieder gesund werde?

Wenn nein, was kann ich aktiv tun, damit sich die Krankheit nicht weiter ausbreitet? Oder was kann ich tun, damit sich die Krankheit erst gar nicht entwickelt? Kann ich dieses oder jenes chronische oder wiederkehrende Streß- oder Krankheitssymptom ausschalten? Wir alle besitzen innere Kräfte, die unsere Gesundheit wahren. Unwissenheit und Nachlässigkeit in vielen Fällen sorgen dennoch dafür, daß wir ganz unnötigerweise krank werden. Vielleicht merken Sie bei der vorangegangenen Übung, daß Sie unglücklich sind oder daß es Sie gar nicht so sehr stört, dieses oder jenes körperliche Leiden zu haben. Gesundheit bedeutet aber, daß sich Körper und Seele in Harmonie befinden. Ist diese Harmonie gestört, so wird der Mensch krank.

Wir können hier von der »Weisheit des Körpers« sprechen. Nur der Körper erkennt und reagiert auf disharmonische Zustände in unserem Leben. Der Kopf, also unser Verstand, sagt uns immer wieder: »Es ist nicht so schlimm, reiß dich zusammen, es wird schon weitergehen.« Der Kopf versucht uns immer wieder zu verführen, der Körper versucht uns immer wieder über Krankheit in Harmonie zu bringen.

Krankheit

Im Paradies der Gesundheit hätten alle Menschen gesunde und kräftige Abwehrsysteme. In dieser Welt würde es keine Krankheit geben.

Leider gibt es auf unserem Planeten eine Vielzahl von Krankheiten. Viele lösen in uns Ängste und Bedrohung aus, andere wiederum stecken wir weg, als gäbe es sie nicht, und einige sind innerhalb kurzer Zeit ausgeheilt.

Unser natürlicher Lebensraum wird von Mikroorganismen überschwemmt. Tausende von Bakterien, Viren, Parasiten, Allergenen besiedeln unseren Körper und werden meistens erkannt und beseitigt. Aber wie kommt es, daß die einen krank werden und die anderen nicht? Was kann ich dazu tun, krank zu werden oder gesund zu bleiben?

Vieles deutet darauf hin, daß allein schon unsere Einstellung zu unserem Körper verhindern kann, krank zu werden. Durch natürliche Ernährung, Hygiene und Medikamente können eine Vielzahl von Krankheiten erst gar nicht auftreten oder werden im Keime erstickt.

Die Analysen der Weltgesundheitsorganisation zeigen, daß um 1900 die zehn häufigsten und schwerwiegendsten Erkrankungen durch Infektionen verursacht wurden. Die Menschen litten und starben an Tuberkulose, Grippe, Lungenentzündung, Diphterie, Magen- und Darmentzündungen und frühkindlichen Infektionskrankheiten.

1970 dagegen war keine der zehn bedrohlichen Krankheiten direkt infektiös. Im Gegenzug dazu zeigte sich jedoch eine enorme Zunahme an chronischen und degenerativen Erkrankungen wie z.B. Kreislauferkrankungen, Erkrankungen der Atmungs- und Verdauungsorgane, des Bewegungs- und Stützapparates, Krebs und Rheuma.

Es ist ein Phänomen, daß zwar die Medizin noch nie so perfekt war wie heute, die Menschen aber trotzdem immer kränker werden. Die Infektionskrankheiten und Seuchen waren eine große Herausforderung für die medizinischen Forscher. Der böse Feind wurde entdeckt, es waren Eindringlinge von außen wie Viren, Bakterien und Allergene. Auch heute noch werden die Krankheitsursachen für die »Seuchen der Neuzeit« außerhalb des Menschen gesehen, und trotz massiver medizinischer Forschung bei diesen Krankheiten ist keine Tendenz zum selteneren Auftreten zu entdecken, keine meßbaren Fortschritte in der Therapie. Die Medizin forscht an dem kranken Menschen vorbei, weil sie ihn nicht mehr als ganzheitliches Wesen sieht und begreift, sondern nur noch als biologische Maschine mit vielen Fehlern einzelner Teile.

Wurde noch vor 60 Jahren ein Patient zu 80% von einem Arzt angesehen, betastet, untersucht, berochen, schaut heute im gleichen Prozentsatz die untersuchende Maschine den Patienten an.

Der Patient wird in diesem System nicht ernstgenommen mit seinen Problemen, Wünschen und Ängsten, sondern entmündigt zu einem Suchobjekt mit der Fragestellung: »Wo ist der böse krankheitserzeugende Außenfeind«?

Der kranke Mensch hat nichts mehr selbst mit der Krankheit zu tun. Dieses Wechselspiel zwischen Arzt und Patient erleichtert dem Behandler den Umgang mit den Patienten, er braucht sich nicht mit den Sorgen und Problemen und psychischen Verletzungen des Gegenübers abzugeben. Der Kranke selbst wird dazu veranlaßt, nicht darüber nachzudenken: »Warum bin ich krank geworden, was kann ich tun, daß ich wieder gesund werde? Hängt diese Krankheit vielleicht mit meinem Leben, mit Ernährung, Beziehungen und Umwelt zusammen?«

Wichtig ist die Beziehung zwischen Arzt und Patient. Hier setzt die berechtigte Kritik der Versorgung in unserem Gesundheitssystem an.

Die Fünf-Minuten-Medizin ist für die meisten Menschen unbefriedigend. Dem Patienten bleibt bei der Kürze der Zeit kaum die Möglichkeit, dem Arzt über sein wirkliches Leben etwas zu berichten. Auch Behandlung im Sinne einer mitfühlenden seelischen-körperlichen Berührung findet kaum noch statt. Besser wäre, der Arzt würde ein Helfender sein, ein Lehrer und Gefährte im Heilungsprozeß – jemand, mit dem man kooperieren, unter dessen Anleitung man lernen kann.

Die Fürsorge und Wertschätzung des anderen ist Voraussetzung für die Heilung.

Er sollte das Wissen verständlich nachvollziehbar vermitteln, daß es erfahren werden kann und dadurch eine »heilsame« Beziehung aufgebaut wird.

Die nachfolgende Aufstellung soll den Unterschied verdeutlichen zwischen der Ansicht der universitären Medizin, in der die Arzt-Patienten-Beziehung eine untergeordnete Rolle spielt, und der ganzheitlichen Denkweise, in der die Arzt-Patienten-Beziehung das Entscheidende ist.

Universitäre Medizin

Der menschliche Körper: Der Körper wird in seine einzelnen Bestandteile zerlegt, krank sind immer einzelne Organe.

Ganzheitliche Denkweise

Der Körper gilt als dynamisches Ganzes, in dem ein Organsystem Beziehung zum anderen hat.

Der Umgang mit Krankheit:

Krankheit gilt als isolierter Prozeß einzelner Organe. Einzelne hinderliche Störungen und Dysfunktionen werden bekämpft durch Maßnahmen von außen, wie z. B. Operationen und Medikamente. Oberstes Gebot ist die Beseitigung von Symptomen. Die Verantwortung für die Krankheitsbehandlung liegt bei dem Therapeuten.

Krankheit ist eine Antwort des Körpers auf individuelle Lebensumstände und -gewohnheiten. Krankheitssymptome sind Signale, die als Chance, das Leben zu verändern, gesehen werden sollten. Dafür ist eine Aufklärung des Verständnisses für körperliche Prozesse vonnöten. Der therapeutische Ansatz liegt im Aufzeigen des Zusammenhanges zwischen Symptomen und Lebensgewohnheiten. Der Patient überträgt die Verantwortung für seine Gesundheit nicht an den Therapeuten, sondern beteiligt sich aktiv am Heilungsprozeß. Die Krankheit wird akzeptiert und nach ihrer Bedeutung gesucht.

Universitäre Medizin	Ganzheitliche Denkweise
Der Therapeut:	
Der Therapeut ist ein omnipotenter Gesundmacher und eine Autoritätsperson, die auf einer neutralen Verhandlungsbasis in einer zumeist schwer verständlichen Ausdrucksweise mit dem Ratsuchenden kommuniziert.	Oberstes Gebot für den Therapeuten ist die Kooperation mit dem Ratsuchenden. Diesem gibt er Anleitung und Wertschätzung und versucht eine heilsame Beziehung herzustellen.

Auch heute hat die Suche nach mehr ganzheitlicher Sicht des Menschen begonnen. Immer mehr wird versucht, durch Therapien den ganzen Körper und die Psyche mit einzubeziehen, den Menschen zu helfen, ihre Gesundheit wiederzuerlangen.

Auf der einen Seite steht die herrschende Norm der universitären Ausbildung und Praxis, auf der anderen Seite die Suche der Menschen nach neuen Wegen zu sich selbst und ihrer Gesundheit. Auf diesen neuen Wegen werden die Patienten von Ärzten und Therapeuten der ganzheitlichen Medizin begleitet. Sie versuchen, die Menschen heranzuführen an Behandlungsmethoden wie Homöopathie, Akupunktur, Chirotherapie, Herdsanierung, Neuraltherapie, Ozon-Sauerstoff-Therapie und Magnetfeldtherapie u. a. m.

Alle diese natürlichen Behandlungsmethoden werden, da sie »angeblich wissenschaftlich nicht bewiesen sind«, von den Krankenkassen nicht akzeptiert und damit meistens nicht bezahlt. Der Wissenschaftsdogmatismus der modernen technologischen Medizin überschattet alle Bestrebungen, ein gesundes Verhältnis zu sich und seinem Körper zu finden.

»Ich bin jung und reich und gebildet;
und ich bin unglücklich, neurotisch und allein . . .«   *(Fritz Zorn, Mars)*

Krebskrank sein – was bedeutet das?

Psychosomatische Aspekte der Krebserkrankung

Ich beginne dieses Kapitel mit einem Zitat aus dem Buch von Fritz
Zorn:»Mars«, verlegt bei Kindler.
Fritz Zorn war Gymnasiallehrer in Zürich, war in psychotherapeuti-
scher Behandlung, erkrankte mit 30 Jahren an Kehlkopfkrebs. Kurz
vor seinem Tod erkannte er viele Zusammenhänge zwischen Krebs
und seinem Leben sowie seiner Umwelt. Diese Zusammenhänge sind
natürlich nicht zu verallgemeinern, zeigen aber Punkte auf, wodurch
Krebs entstehen kann und was das für den einzelnen bedeutet.
»Dieser Traktat könnte mehr sein als ein Beitrag zur Psychologie einer
tödlichen Lebensform. Er könnte ihrer Behandlung weiterhelfen und
nützlich sein für das Verständnis einer Krankheit, die in Todesanzeigen
›unheimlich‹ und ›heimtückisch‹ genannt wird; die die Schulmedizin
am liebsten gar nicht beim Namen nennt. Der Krebs hat den Erfindun-
gen dieser Medizin bisher in einer Weise gespottet, die den Verdacht
nahelegt, die Krankheit auf allopathischer Basis ein für allemal nicht zu
behandeln; sie setzt ein neues, revolutionäres Verständnis im Zusammenhang von Gesundheit und Krankheit voraus. ›Krebs ist eine
Krankheit‹, die auf verwirrende Weise auch keine ist, sondern ein aso-
zialer Prozeß der biologischen Norm. Ein unter gewissen Bedingungen wünschbares, sehr lebenswichtiges Zellwachstum hört eines Ta-
ges auf, sich an die Grenze des Wünschbaren zu halten, bricht aus dem
›gesunden‹ Schema aus und infiziert das eigene System mit einer
Anarchie, die zum Tode dieses Systems führt. Wer gibt das Signal zu
dieser Entwicklung, die in jedem von uns (daher das ›heimtückische‹)
zu jeder Zeit möglich ist? Setzt dieses Wachstum zum Tode eine heimli-
che Disposition, ja das Einverständnis des betroffenen Organismus

voraus? Haben wir es am Ende nicht mit einem Anschlag ›von außen‹, sondern mit einer unbewußt gesteuerten Entwicklung ›von innen‹ zu tun?«

Immer mehr psychosomatisch orientierte Onkologen sprechen davon, daß Krebs eine psychosomatische Erkrankung sei. Krebs als psychosomatische Erkrankung verdeutlicht – im Gegensatz zu vielen anderen Krankheiten – mit einer erschreckenden Klarheit, daß der Körper überfordert ist, weiterhin in Disharmonie zu leben. Viele Jahre der Signale sind vorangegangen, die die meisten Betroffenen überhört haben. Immer wieder wird die Feststellung getroffen, »ich war bis heute gesund«.

Die Verbesserung der Lebensbedingungen hat die früheren Seuchen fast zum Verschwinden gebracht. Die Infektionskrankheiten sind kein Problem mehr für die moderne Medizin, und obwohl heute die Menschen alle Möglichkeiten hätten, gesünder zu leben, älter zu werden, sind sie stärker denn je von Herz-, Kreislauferkrankungen, Krebs, Rheuma und anderen Zivilisationskrankheiten bedroht.

Weil viele Menschen sich in untragbaren inneren wie äußeren Zuständen angeblich gesund fühlen, nehmen diese chronischen Krankheiten so erschreckend zu.

Die Anzahl der an Krebs Erkrankten hat sich in den Industrieländern in den letzten Jahren erheblich erhöht.

Trotz aller intensiver Forschung kennt niemand bis ins letzte die Ursachen der Krebsentstehung. Vieles spricht dafür, daß die Menschen entscheidend die Rauch-, Trink- und Eßgewohnheiten ändern müssen.

Eine schwedische Untersuchung aus dem Jahre 1985 zeigt, daß ein Drittel aller Krebsfälle auf falsche Ernährung zurückgeführt werden können.

In der traditionellen Medizin wächst nur sehr langsam die Bereitschaft, diese Tatsache anzuerkennen. Vielmehr konzentrieren sich die Forscher auf die angenommene Hypothese, daß Krebs ein lokales Geschehen sei. Würde diese Hypothese zutreffen, könnte die Krankheit ohne weitere Lebensveränderung beseitigt werden. Diese Behauptung der Schulmedizin stimmt aber nicht. Krebs ist kein lokales, sondern ein generalisiertes Phänomen. Nur unsere Lebensweise kann verhindern, daß Krebszellen anfangen, sich ungehemmt zu vermehren.

Berichte von Völkern, die fern von jeder Zivilisation leben – für unsere Begriffe arm – zeigen, daß dort viele der herkömmlichen Zivilisationskrankheiten unbekannt sind.

Frau Heidi Tuft schreibt in ihrem Buch »Nur wer kämpft hat eine Chance«, daß die Hunzas – das »gesündeste Volk der Welt« – und ihre Geheimnisse Gegenstand mehrerer Veröffentlichungen waren. Bereits im Jahre 1920 wurde von einem britischen Arzt und Wissenschaftler die Gesundheit und das hohe Alter der Hunzas beschrieben. Er wies besonders darauf hin, daß bei ihnen keine Formen von Krebs vorkamen. Sie lebten in einem gesunden Gebirgsklima, ohne Umweltgifte, und gingen einer Arbeit nach, die eine große physische Aktivität erforderte. Ihre Ernährung war vegetarisch, sie bestand aus Getreideprodukten, Buchweizen, Hirse, Sprossen und Keimen, Kartoffeln und anderen Wurzelgemüsen, frischem Gemüse, Honig, Milch und Käse und Früchten. Zu besonderen Gelegenheiten gönnten sie sich ab und zu etwas Fleisch.

Weiterhin führt sie aus, daß ein schwedischer Arzt, Dr. med. Karl Otto Aly, der an einer Expedition zu den Hunzas teilgenommen hatte, die Feststellung aus früheren Jahren bestätigen konnte. Aly hat indessen darauf hingewiesen, daß die Qualität der Gesundheit etwas zurückgegangen sei, da das Land sich für verschiedene Gewohnheiten unserer Zivilisation, wie für feinere Mehlprodukte und Zucker, geöffnet hatte. Bei denjenigen Menschen, die von den Bergen in die Städte zogen und somit in den Einflußbereich einer anderen Ernährungsweise kamen, war kein besonders hohes Lebensalter oder geringeres Vorkommen von Krankheiten mehr nachzuweisen.

In mehreren Berichten aus Westafrika wird das vollständige Fehlen von Krebs bei den Eingeborenen erwähnt, bevor die westlichen Eßgewohnheiten eingeführt oder übernommen wurden. Ein überwiegend vegetarisches Essen und das Fehlen von Luftverschmutzungen scheinen für die Gesunderhaltung dieser Menschen sehr wichtig zu sein.

Von Naturvölkern in Übereinstimmung mit ihren bewährten Bräuchen und Gewohnheiten wie Ernährungsweisen und natürlichem Leben wird ein Gesundheitsstandard erreicht, der im zivilisierten Teil der Welt unbekannt ist.

Aus Untersuchungen geht hervor, daß Teile dieser Bevölkerung innerhalb eines kurzen Zeitraums an genau denselben Krankheiten leiden, wenn sie in unsere Zivilisation übersiedeln.

Viele Zivilisationskrankheiten verschwanden während des zweiten Weltkrieges, als sehr viele Menschen unter Hungersnot, körperlicher Anstrengung, seelischem Kummer und tierisch-eiweißfreier Kost leben mußten. Die Krebsfälle gingen zurück und nahmen erst wieder nach Kriegsende mit Wohlstand und Fehlernährung zu.

Es ist über die Ausmaße der Fehlernährung der hochzivilisierten Menschen schon vieles geschrieben worden. Ohne die Krebserkrankung als generelles Problem des Betroffenen anzuerkennen, kann sich das Leben nicht verändern. Ein altes Sprichwort zeigt deutlich: »Du bist, was Du ißt.« Die Unbewußtheit und Gleichgültigkeit der meisten Menschen gegenüber ihrer Nahrung nimmt in der »McDonald-Kultur« bedrohliche Formen an.

Nicht nur, daß diese Kultur umweltzerstörend ist, sie zeigt auch das Unverständnis der heutigen Menschen, darüber nachzudenken, was sie in ihren Körper alles hineinmanövrieren: der Körper als Müllabladeplatz für die vielfältigen raffinierten Industrieprodukte unserer Zeit.

Doch nicht nur die Ernährung ist bei vielen Menschen ungesund und schädlich. Viele führen ein gehetztes Leben mit unzähligen Streßfaktoren. Der heutige Mensch hat verlernt, mit seinen emotionalen Energien sparsam umzugehen. Streßfaktoren haben einen negativen Einfluß auf die Physiologie des Körpers und schwächen seine Widerstandskraft gegen Krankheiten.

Vieles von dem, was wir über den Streß und seinen Einfluß auf unser Wohlbefinden wissen, verdanken wir der bahnbrechenden Forschungstätigkeit von Hans Selye.

Als Selye mit seinen Forschungen begann, besaß die Medizin noch nicht einmal eine Definition für jene allgemeine Anpassungsreaktion, die er beschrieb. Er entschied sich für das Wort »Streß«, um das Ausmaß des Verschleißes im Körper zu bezeichnen. Seine Theorie lautete, daß der Mensch für die Zeit seines Lebens über ein spezifisches Maß an Anpassungsenergie verfügt, die ihn befähigt, mit seiner Umgebung fertigzuwerden. Er zeigte auf, daß es zu Schwierigkeiten führen kann, wenn der Mensch diese Energien zu rasch verbraucht – wenn er also auf zu viele Veränderungen in seinem Leben reagiert, mehrere schwere Krankheiten durchmacht, viele Mißliebigkeiten an Entbehrungen zu erleiden hat oder seinen Körper in einem Zustand chronischer Erregung hält, weil er realen oder eingebildeten psychischen Gefahren ausgesetzt ist. In diesem Fall wird der Körper schließlich auch angesichts einer eher belanglosen Gefahr keinen Widerstand mehr leisten. Seine Widerstandskraft ist aufgebraucht, damit kann es leicht zum Versagen eines Organes oder zu einer Erkrankung kommen.

Jahrhundertelang gab es Heiler und Medizinmänner, die mit Zauberei und Ritualen, allerlei Pulver und Tropfen ihre Dorfbewohner davon zu überzeugen suchten, daß sie sie von allen Gebrechen befreien und Kraft und Gesundheit wiederherstellen können. Diese Heiler waren erstaunlich erfolgreich. Auch heute noch gibt es Heilungen, die mit dem gesunden medizinischen Verstand nicht nachvollziehbar sind.

Gerade in der Krebstherapie, und das zeigen Veröffentlichungen aus aller Welt, können über Nacht Tumore und Metastasen aus »unerklärlichen« Gründen verschwinden.

Eine starke innere Überzeugung führt dazu, daß das Immunsystem die Lymphozytenproduktion auf Touren bringt und damit Krankheitserreger vernichtet. Die Heilung bestand in einem großangelegten Gegenangriff der Abwehrkräfte.

Die gesamten Berichte von früher und die Forschungen der letzten Jahre zeigen, daß das Immunsystem durch Gedanken und Gefühle positiv wie negativ beeinflußt werden kann. Der Krebsforscher Dr. O. Carl Simonton hat zusammen mit seiner Frau Stephanie Matthews-Simonton, einer Psychotherapeutin, am gemeinsamen Krebsforschungszentrum in Dallas, Texas, eine Form der Behandlung für Krebspatienten entwickelt, die ihre Einbildungskräfte für die Heilung nutzen. Ausgangspunkt ist dabei die Annahme, daß die Chance, den Krebs zu besiegen, mehr von der seelisch-geistigen als von der körperlichen Verfassung des Patienten abhängt.

Frau Frauke Teegen schreibt in ihrem Buch »Ganzheitliche Gesundheit«: »Dies bedeutet, die Botschaft der Störung zu entschlüsseln«, nämlich »der Erkrankte beginnt zu verstehen, daß die Störung nicht – wie es ihm zunächst erschien – ein äußerer Feind ist. Er erkennt, daß er mit ihm und seinem Leben zu tun hat und daß es nicht darum geht, sie ›wegzumachen‹, sondern zu verstehen, was sie ausdrückt.«

Dieser Erkenntnis folgen verschiedene Versuche, mit der Störung (als Ausdruck der eigenen Person) Kontakt aufzunehmen und zu begreifen, mit welchen Haltungen und Verhaltensweisen sie zusammenhängen. Dies ist meist ein schmerzlicher und lange währender Prozeß, in dem der Einzelne Zugang zu seinen ignorierten Gefühlen und Lebenserfahrungen findet.

In diesem Prozeß wird ein neues und umfassenderes Verständnis für die eigene Person erreicht. Das neue Welt- und Selbstbild ist verbunden mit neuen Seh- und Verhaltensweisen und ermöglicht eine Veränderung von Einstellungs- und Lebensgewohnheiten.

Diese Umorientierung ist natürlich für die meisten Menschen sehr schwer.

Wer glücklich und zuversichtlich ist und Vertrauen in die eigene Kraft, Krankheiten zu überwinden, besitzt, kann damit seine Abwehrkräfte stärken.

Viele Untersuchungen beweisen, daß ein fröhliches Gemüt die Produktion von weißen Blutkörperchen steigert. Ängste, Depressionen hingegen vermindern die Produktion von Abwehrzellen und verringern Heilungschancen.

Viele Forschungsberichte liegen uns vor über die Störung »Krebs« mit seinen ganzen Folgeerscheinungen.

Der Mediziner und Psychotherapeut Lawrence Le Shan beschäftigt sich seit 30 Jahren mit der Frage nach Zusammenhängen zwischen Krebserkrankungen und Persönlichkeit der Betroffenen. Er hat auf diesem Gebiet Pionierarbeit geleistet. Le Shan berichtet in »Psychotherapie gegen den Krebs« über seine Erfahrungen mit Krebspatienten. Er vertritt die Ansicht, daß Krebspatienten ein Persönlichkeitsmuster entwickelt haben, eine psychische Orientierung im Leben, die den Nährboden für Krebs bilden können.

Dieses Muster hindert oft viele Erkrankte daran, bei Stellung der Diagnose um ihr Leben zu kämpfen. Krebs ist ein Anzeichen dafür, daß etwas im Leben des Menschen in seiner Möglichkeitsentfaltung nicht stimmt. Er hat seinen Ursprung in emotionalen Spannungen und Verzweiflung, lange bevor die Krankheit ausbricht.

In einem Zeitraum von insgesamt 22 Jahren waren bei Le Shan 70 Krebspatienten in einer intensiven psychotherapeutischen Behandlung.

Ausgehend von Hunderten von Interviews ist Le Shan zu einem Persönlichkeitsprofil gekommen, das für die meisten Krebspatienten und -patientinnen gleich geartet zu sein scheint. Dieses Persönlichkeitsprofil trägt u. a. folgende Züge:
- kein befriedigendes Verhältnis zu den Eltern,
- wenig Möglichkeiten, den Gefühlen Ausdruck zu geben,
- wenig Möglichkeiten, seine Kreativität einzusetzen,
- Mißerfolgsgefühle den eigenen Leistungen gegenüber,
- stures Hinnehmen von Irrtum und Unglück.

Die meisten Menschen, die an Krebs erkranken, scheinen nicht mehr die Fähigkeit zu haben, sich in unglücklichen Beziehungen mit dem Partner zu entwickeln oder sich gegebenenfalls aus dieser Beziehung zu lösen.

In der Realität gehen (nämlich) alle Beziehungen einmal zu Ende. Der Preis, den wir letzten Endes für die Bindung an einen anderen Menschen zahlen müssen, liegt in der unausweichlichen Tatsache, daß wir Verlust und Schmerz empfinden, wenn dieser Mensch von uns geht, und daß diese Empfindungen unsere körperliche Gesundheit untergraben können. Es ist ein Zoll, den wir alle entrichten müssen, ein Preis, den jeder von uns wiederholt zahlen wird. Menschliche Beziehungen verlaufen zyklisch, wie die ewigen Gezeiten des Ozeans. Ihr Ende ist unvermeidlich: Verlust der Eltern, Tod des Partners, manchmal auch Scheidung oder Trennung, Tod naher Angehöriger, Fortgang der Kinder, Tod guter Freunde, Umzug in eine neue Nachbarschaft und Verlust guter Bekannter durch Pensionierung. Ob Kindheit, Jugend, beste Jahre oder Alter – alles Stadien unseres Lebens – sind von menschlichem Verlust gekennzeichnet.

James J. Lynch

Dieses Zitat zeigt die tiefgehende Tragödie jedes Menschen und den Umgang mit Verlust. Es zeigt noch einmal auf, wie wichtig es ist, Krankheit und Tod als einen wichtigen Reifungsprozeß in unserem Leben anzunehmen.

Kein Psychologe kann es besser ausdrücken, wie gefährdet die Menschen sind, die unter diesen Beziehungsverlusten leiden und in Depressionen verfallen.

Gefährlicher als der körperliche Streß ist der seelische. Denn die Auswirkungen von Depressionen auf das Immunsystem treten oft sehr schnell in Erscheinung.

Ein amerikanischer Arzt aus Boston beispielsweise hat festgestellt, daß Männer mit Depressionen zweimal so häufig Krebs bekommen wie Männer, die keine Depressionen haben. Weiterhin konnte man durch Blutuntersuchungen an depressiven Patienten feststellen, daß die Aktivität des Immunsystems sehr eingeschränkt war. Natürlich wird nicht jeder, der einen tragischen Verlust erleidet oder eine anstrengende Veränderung im Lebensstil durchmacht, krank.

Entscheidend scheint zu sein, wie man mit den Problemen fertig wird. Menschen, die ihren Gefühlen freien Lauf lassen können und trotzdem ihr Leben weiterleben, bleiben gewöhnlich gesund.

Psychologen haben eine einfache Liste aufgestellt, seelischen Streß zu verringern oder sogar zu bewältigen:

»1. Weinen Sie sich ruhig richtig aus.

2. Drücken Sie Gefühle – positive wie negative – aus.

3. Tun Sie Dinge, die Ihnen Spaß machen.

4. Gehen Sie spazieren.

5. Versuchen Sie, Ihren Körper bewußt zu spüren, indem Sie sich beispielsweise massieren lassen.

6. *Gönnen Sie sich auch im Alltag regelmäßig kleine Freuden, etwa ein heißes Bad.*
7. *Atmen Sie bewußt langsam.*
8. *Lernen Sie, sich zu entspannen, eventuell mit einer der verschiedenen Entspannungstechniken.*
9. *Vertrauen Sie sich ihren Freunden an.*
10. *Falls Sie gläubig sind, hilft oft Beten.«*

Friedlander, Mark P., Phillips, Terry M. (Für ein starkes Immunsystem)

Für viele Erkrankte werden diese Ratschläge in der Hinsicht zu spät kommen, daß sie schon an Krebs erkrankt sind oder waren.

Die Menschen sollten bedenken, daß Krebs wie jede Krankheit eine Chance ist, sein Leben neu zu gestalten, in eine Richtung zu verändern, die nicht mehr bedrohlich ist.

Krebs sollte nicht ein »Selbstmord auf Raten« sein, sondern eine Lebensveränderung in kleinen Schritten.

Krebs ist keine unheilbare Krankheit, nur die Menschen, die daran sterben, haben verlernt, sich zu verändern, nach Gesundheit und Wohlbefinden zu streben.

Die traditionellen
medizinischen Behandlungsmethoden:

Operation, Strahlen-, Chemo- und Hormontherapie.

Ich habe dieses Kapitel in der Hoffnung geschrieben, daß viele Betroffene einen besseren Überblick bekommen, was sie erlebt haben oder was auf sie zukommt.

Es soll nicht bedeuten, daß Sie vieles falsch gemacht haben, sondern Sie sicher machen in Ihrer Entscheidung für den einen oder den anderen Weg.

Welchen Weg Sie auch begehen, Sie sollten die Gewißheit haben, daß es der richtige ist. Je aufgeklärter Sie als Patient sind, um so aktiver können Sie Ihr Schicksal in die Hand nehmen und um so eher werden Sie gesund.

Vielen von uns stellt sich die Frage, was ist Krebs eigentlich?

Krebs ist ein Zellwachstum, das sich nicht an die Norm der anderen Zellen hält. Diese Zellen bilden Ansammlungen – werden zu Tumoren, bilden Tochtergeschwülste (Metastasen). Die bösartigen Zellen ernähren sich mit den Nährstoffen des Körpers und blockieren mit ihren Wucherungen alle Transportwege. Krebszellen zerstören Körperzellen. Die von ihnen befallenen Organe und Organsysteme werden funktionsunfähig.

Zu der Diagnose Krebs zählen eine Vielzahl verschiedener maligner Tumorerkrankungen. Dazu gehören einerseits die organspezifischen soliden Tumoren (Karzinome, Sarkome) und andererseits die malignen Systemerkrankungen, die das Blut-, Lymph- oder Nervensystem befallen können.

Da der therapeutische Einsatz je nach Gruppierung unterschiedlich ist, bedarf es immer einer genauen histologischen Abklärung und Differenzierung.

Zur besseren Orientierung folgt eine kurze Definition der häufigsten Malignomarten:

1. Karzinom (CA): Diese Krebsart umfaßt alle Tumoren, die sich in den Organen und Bindegeweben ansiedeln. Z.B. Brustkrebs, Hautkrebs, Dickdarmkrebs, Leberkrebs, Magenkrebs, Lungenkrebs, Krebs der Eierstöcke usw.
2. Sarkom (Fleischgeschwulst): umfaßt alle Arten von Geschwülsten der Muskulatur.
3. Leukämie: maligne Erkrankung der weißen Blutzellen. Diese entarteten weißen Blutkörperchen verdrängen die gesunden weißen Blutzellen.
4. Lymphom: Sammelbegriff für unterschiedliche Lymphknotenvergrößerungen, die hervorgerufen werden durch Wucherungen der weißen Blutzellen, die aber nicht im Blutkreislauf bleiben, sondern in die Lymphe übergehen.
   Das typische Beispiel sind maligne Schwellungen und Verhärtungen der Lymphknoten in den unterschiedlichsten Bereichen wie z.B. Nacken, Achselhöhle und Leistengegend.
5. Melanom: bösartige, von den pigmentbildenden Zellen der Haut, seltener der Schleimhaut, der Aderhaut und der Hirnhäute ausgehender Tumor. Dieser Hautkrebs nimmt gewöhnlich von Leberflecken seinen Ausgang.

Was kann die traditionelle Medizin gegen diese Krankheiten tun?

Die traditionellen medizinischen Behandlungsmethoden des Krebses sind im großen und ganzen identisch mit denen vieler anderer chronischen Krankheiten. Die Menschen in der heutigen Zeit sind so erzogen worden, daß die Behandlung und Therapie schnell gehen muß. Die Medikamente müssen so wirken, daß der Mensch schnell wieder »arbeitsfähig« ist.

Mit den heutigen chemischen Medikamenten wie Antibiotika, Sulfonamide, Tranquilizer, Psychopharmaka jeglicher Couleur können die Menschen fast jedes Sympton ihres Körpers beseitigen. Sie können dadurch aktiv und leistungsfähig bleiben und, auch wenn ihr Körper noch so gequält aufschreit, weiter im Streß leben und sich dank der modernen Medizin zu Hochleistungen bringen. Das »Angenehme« an der traditionellen Schulmedizin ist, sie hinterfragt nicht viel, verordnet schnell, und wir können weiterleben wie bisher. Wir bemerken nicht, wie wir unsere Energien vergeuden, nur der Körper merkt sich jede Überschreitung, registriert sie, und 10–15 Jahre später präsentiert er die Rechnung in vielfältigen chronischen Krankheiten wie z. B. Krebs. Das naturwissenschaftliche Denken der heutigen Medizin zeugt von einer Sichtweise, die den Menschen auf eine Maschine reduziert. Eine Maschine kann man auseinandernehmen und wieder zusammensetzen. Es gibt bei diesen Modellen keine Gefühle, kein Zusammenspiel von Geist und Körper, keine menschlichen Probleme, die Krankheiten erzeugen können.

Überdeutlich wird dieses mechanistische Denken bei so schweren, »angeblich unheilbaren« Krankheiten wie Krebs. Ob die alten Waffen der traditionellen Medizin wie Stahl, Strahl, Chemo- und Hormontherapie zum Erfolg führen, hängt auch wieder mit der Funktionsfähigkeit unseres Abwehrsystems zusammen.

Einerseits bringen die üblichen traditionellen schulmedizinischen Maßnahmen in vielen Fällen eine zeitweilige Hilfe, aber stellen andererseits ein zusätzliches Krebsrisiko dar, weil sie zugleich entscheidend unser Abwehrsystem schwächen.

Operation – der erste Schritt

Von den drei Fachgebieten der konventionellen Krebstherapie – Chirurgie, Radiologie und Chemotherapie – kann die Chirurgie wohl auf die größten Erfolge verweisen.

Es besteht kein Zweifel, Krebskranke in einem operablen Zustand sollten sich auf jeden Fall einer chirurgischen Behandlung unterziehen. Erstes Gebot der Therapie eines Krebses ist seine Entfernung. Obwohl bei der Entfernung eines Tumors die Operation eine große Bedeutung hat, fragen sich viele Ärzte, warum soviel und so radikal gerade bei uns in der BRD operiert wird. Die Sterblichkeitsrate bei Frauen, die an Brustkrebs erkrankten, ist während der letzten 50 Jahre gleich geblieben. Lungenkrebserkrankte überleben nur zu acht bis neun Prozent die ersten fünf Jahre. Dieses geht aus Statistiken hervor, die sich nur mit der reinen schulmedizinischen Methode auseinandersetzen. Die Überlebensrate bei Patienten mit Mamma-Karzinom und Lungen-Karzinom erhöht sich entscheidend unter abwehrstärkenden Maßnahmen.

Eine Untersuchung, die die Anwendung der Chirurgie in verschiedenen Ländern verglichen hat, zeigt auf, daß Brustamputationen in Kanada prozentual dreimal häufiger vorgenommen wurden als in England.

»Was die Sterblichkeitsrate betrifft, so gibt es keinen Unterschied. Gleichzeitig kam es in Kanada auch zu doppelt so vielen Gebärmutterentfernungen, während die Sterblichkeit in beiden Ländern praktisch gleich hoch ist. Diese Unterschiede müssen in Verbindung damit gesehen werden, daß es in Kanada im Verhältnis zur Bevölkerung 50% mehr Chirurgen gibt als in England.«

(Kringlen, 1983)

Bedenkt man dann noch die vielen psychischen Probleme der brustamputierten oder hodenamputierten Patienten, die nach der Operation aufwachen und plötzlich merken, daß ihre weibliche oder männliche Identität empfindlich gestört ist, so kann sich jeder vorstellen, wie schwer die Schädigung des Immunsystems ausfallen muß, wenn diese Menschen ohne psychische Betreuung im Krankenhaus liegen, nach Hause entlassen werden mit den Worten: »Der böse Tumor ist entfernt, leben Sie so weiter wie bisher«.

Wie kann eine Frau nur mit einer Brust oder ein Mann ohne Hoden weiterleben wie bisher?

Wer fängt die Probleme der Suche nach einer neuen Identität und ihre Auswirkungen für Beziehungen, Sexualität und menschliche Wärme auf?

Die therapeutische Lücke nach dem operativen Eingriff besteht darin, daß sich der Chirurg über die gute Heilung der Wunde freut, aber nicht sieht und spürt, wie das Immunsystem unter der psychischen

Belastung des Patienten zusammenbricht und damit der Boden gedüngt wird für das Ansiedeln von Mikro-Metastasen und Narbenrezidiven.

Eine Verbesserung kann nur dann bewirkt werden, wenn das Immunsystem des Patienten psychisch wie physisch mit in die Überlegungen des Chirurgen einbezogen werden. Es ist heute bekannt, daß zum Zeitpunkt der klinischen Diagnose eines Krebses in den meisten Fällen schon manifeste oder okkulte Metastasen vorhanden sind. Es kann davon ausgegangen werden, daß oft erst durch unsachgemäße Chirurgie ein Tumor anfängt zu streuen. Die meisten Krebspatienten sterben nicht an dem »Stamm-Tumor«, nur für jeden Fünften bedeutet er die Todesursache. Erst an dem Tochter-Tumor – den Metastasen – sterben vier von fünf Krebskranken.

Die Erfolgschancen für einen operierten Krebspatienten erhöhen sich entscheidend, wenn folgende Bedingungen erfüllt sind:

1. Nach Feststellung des Tumors keine Panik, keine Hetze. Der Tumor lebt schon mehrere Jahre unbemerkt im Körper. Oft ist er ein »alter Opa«, lebt schon 10–15 Jahre in einer »unheiligen Symbiose mit der Wirtin, dem Wirt«.

2. Auf keinen Fall gleich am nächsten oder übernächsten Tag operieren.

3. Es sollte sofort für zwei bis drei Wochen vor der Operation mit abwehrstärkenden Medikamenten begonnen werden, die natürlich nach der Operation weiter fortgeführt werden.

4. Wichtig ist, daß sich jeder Krebspatient vor der Operation mit der Erkrankung und ihren Folgen psychologisch auseinandersetzt.

5. Das Immunsystem reagiert sehr negativ auf Panik und Streß und sehr positiv auf Ruhe, Zuversicht, und ein Weg dahin sind Entspannungsmethoden nach Dr. C. Simonton.

6. Homöopathische Medikamente nach der Operation sind: Arnika D 6 (die Operation ist komplikationslos verlaufen), Phytolacca D 12 (bei schwierigen Operationen), Onopordum oder Conium in sehr hohen Potenzen, C 200 oder C 1000 (falls der Tumor oder die Metastasen inoperabel sind). Weiterhin kann Hydrastis canadensis C 200, ein hochgerühmtes Krebsmittel, eingesetzt werden.

Strahlentherapie – pro und contra

Strahlentherapie bei Krebs ist notwendig, sie ist allerdings nicht so oft und nicht immer in der Stärke notwendig, wie sie leider in vielen Kliniken noch vorgenommen wird. Es gibt keine einheitlichen Richtlinien, es ist das Schicksal des Patienten, welche Richtung der jeweilige Strahlentherapeut vertritt, aus welcher »traditionellen Schule« er gerade kommt. In vielen Fällen ist Strahlentherapie, wenn sie wohldosiert angewandt wird, ein wichtiges Instrument bei der Bekämpfung der Krebserkrankung.

Der Erfolg der Strahlentherapie hängt davon ab, wie stark, wie oft und besonders wohin die Strahlen in den Organismus geschickt werden. Es hängt davon ab, welche Strahlen gewählt werden, ob es sich um eine Röntgen-, Kobalt- oder eine andere Art der Bestrahlung handelt.

Es muß auch immer daran gedacht werden, daß jede Bestrahlung eine Schwächung der Abwehr bedeutet. Es sollte nicht eine Bestrahlung vorgenommen werden, weil die herkömmliche traditionelle Medizin keine andere Waffe in der Hand hat. Durch die Bestrahlung werden die Zellen bei ihrer Teilung gestört. Die Bestrahlung trifft also besonders die teilungsfreudigen Zellen, zu denen die Krebszellen zu rechnen sind, aber auch die zur Bekämpfung der Krebszellen dringend benötigten Abwehrzellen, die Lymphozyten.

Nach jeder intensiven Bestrahlung erhöht sich deshalb das Risiko, daß sich das körpereigene Abwehrsystem nicht mehr regenerieren kann und es dadurch zu Metastasenbildung kommt. Bestrahlung ist auch nicht unbegrenzt anwendbar, da es Arten von Krebszellen gibt, die durch Strahlung nicht zerstört werden und auch die Toleranz des normalen Gewebes, was die Stärke der Strahlendosis betrifft, nicht unbegrenzt ist. Es wird zwar immer versucht, das gesunde Gewebe zu schonen, ganz ist dies jedoch nicht möglich, so daß es immer mitgeschädigt wird. Durch Bestrahlung kann auch die Größe einer Krebsgeschwulst verkleinert werden, aber dann ist nicht gesagt, daß der Krebs oder die Mikrometastasen alle beseitigt sind.

Bei jeder Bestrahlung sind wieder folgende Punkte zu beachten:
1. Es sollte sensibel bestrahlt werden.
2. Vor, während und nach jeder Bestrahlungsserie das Abwehrsystem stärken.
3. Die Nebenwirkungen der Bestrahlung können entscheidend vermindert werden durch gleichzeitige Gabe von Thymus-THX und Mistelextrakten u. a.
4. Nach jeder Bestrahlung sollte ein homöopathisches Mittel zur Ausleitung der Strahlen angewendet werden, und zwar: X-Ray C 30, 5 Globuli. Dieses Mittel ist über die Internationale Apotheke aus Frankreich erhältlich.
5. Nach abgeschlossener Bestrahlung ist eine Darmsanierung dringend angezeigt.

Der Darm wird in der traditionellen Schulmedizin leider sehr vernachlässigt. Durch die Bestrahlung wird die Darmflora entscheidend geschädigt.

Chemotherapie – eine wirkliche Hilfe?

Zur Behandlung von Metastasen wurden Ende der 40er Jahre cytotoxische Substanzen zur systemischen Behandlung des Krebses eingeführt. Nach anfänglichen größeren Widerständen gegen das Einsetzen der hochgiftigen Substanzen wurden sie dennoch zugelassen und mit großen Hoffnungen bei Krebspatienten eingesetzt.
Aus dem Buch von E. D. Hager, »Biomodulation und Biotherapie des Krebses« wurde folgende Tabelle übernommen, die sehr deutlich zeigt, daß die wenigsten Tumoren durch eine Chemotherapie heilbar sind und daß die Tumoren, die am häufigsten vorkommen, wie z. B. Bronchialkarzinome, Mamma-Karzinome, Magen-Darm-Karzinome, Melanome, Blasenkarzinome usw., durch Chemotherapie nicht zu behandeln sind.

Gruppe 1
potentiell heilbar

Burkitt-Lymphome
Chorionepitheliom
Ewing-Sarkom, Hodentumoren
Leukämie (akute) des Kindes
Lymphogranulomatose III B und IV
Lymphom (histiozytäres) III und IV
Rhabdomyosarkom (embryonales)
Retinoblastom
Wilms-Tumor

Gruppe 2
hohe Remissionsraten mit wahrscheinlicher Lebensverlängerung

Bronchialkarzinome (kleinzell.)
Endometriumkarzinom
Mammakarzinome
(HR +, prämenopausal)
Leukämien (AML, CLL, CML)
Lymphome (Non-Hodgkin)
Plasmozytome
Neuroblastom
Ovarialkarzinome
Sarkome (Bindegewebe, Knochen)
Prostatakarzinom

Gruppe 3
Remissionsraten (50%) mit fraglicher Lebensverlängerung

Gastrointestinalkarzinome
Karzinoid
Melanome
Karzinome (spinazelluläre) der Haut
Nebennierenkarzinome
(endokrin aktive)
Mammakarzinome
(postmenopausale, HR –)
Plattenepithelkarzinome
(HNO-Bereich)

Gruppe 4
chemotherapieresistente Tumoren

Blasenkarzinome
Bronchuskarzinome
(Plattenepithel-Ca.)
Gallenwegskarzinome
Hirntumoren (primäre)
Hypernephrom (hypernephroides Ca.)
Leberkarzinome
Ösophaguskarzinome
Pankreaskarzinome
Plattenepithelkarzinome
(Bronchus, Haut, weibl. Genitale)
Schilddrüsenkarzinome

Tumoren können lediglich zu 4% ›potentiell‹ durch Chemotherapie geheilt werden. Bei weniger als 20% der Krebsfälle ist eine Verlängerung der Überlebenszeit möglich. Dies bedeutet aber nicht, daß auch die Therapieerfolge in diesen Größenordnungen liegen.
Kritische Onkologen weisen schon seit Jahren darauf hin, daß oft zuviel, zu früh und bei ungeeigneten Indikationen Zytostatika eingesetzt werden. Es schleicht sich oft der Verdacht ein, daß auch hier wiederum aus der Hilflosigkeit heraus eine Methode angewendet wird, weil der Patient eine Therapie haben will, der Arzt seine Ohnmacht

nicht eingestehen will und die Naturheilkunde in seinem Denken ausgeklammert wird.

Chemotherapie ist im Grunde eine chemische Kriegsführung gegen die Krebszellen mit Hilfe von Giftstoffen.

Neueste Forschungen zeigen, daß das Risiko, an einem neuen Tumor zu erkranken, zehntausendfach höher ist bei Gabe von Chemotherapie.

Weiterhin sind die Umweltfolgen von Chemotherapie noch nicht zu überschauen, z. B. die zytostatische Therapie des Blasen-Karzinoms (ein chemotherapeutisches Mittel wird in die Blase installiert, danach durch den Urin wieder abgegeben) ist noch in millionster Verdünnung in den umliegenden Gewässern der therapierenden Krankenhäuser nachzuweisen. Untersuchungen an Muscheln in diesen Gewässern zeigen starke Gen-Schädigungen.

Die Behandlung durch Chemotherapie bedeutet, daß man sich während der Behandlung sehr viel schlechter fühlt. Der oder die Kranke leidet an Übelkeit, bekommt aufgrund von häufigem Erbrechen und Durchfall Schwierigkeiten mit der Nahrungsaufnahme. Die Schleimhäute des Körpers werden angegriffen. Einige leiden aufgrund der vermehrt produzierten Magensäure unter Brennen und Schmerzen in der Mundhöhle und saurem Aufstoßen. Eine Reihe von Zytostatika schädigen die Haarwurzel – es kommt zu Haarverlust. Beinahe alle Formen von Zellgiften unterdrücken die normale Produktion von roten und weißen Blutkörperchen im Knochenmark.

Durch die Giftigkeit der Substanzen wird nicht nur das Immunsystem geschädigt, sondern oft sterben ältere Patienten dadurch an grippalen Infekten oder Lungenentzündungen.

Weiterhin kommt es zu Libidostörungen, Impotenz und dadurch zu starken Depressionen, die wiederum das Immunsystem sehr entscheidend blockieren.

An dieser Stelle stellt sich für den Betroffenen wie für den Arzt die Frage nach der Lebensqualität – ist der Nutzen, vielleicht zwei Monate länger zu leben, so groß, daß ich die Qual der Chemotherapie auf mich nehmen kann?

Es ist oft nicht wichtig, wie lange der Patient lebt, sondern wie er lebt. – Chemotherapie versus Lebensqualität. Gerade bei der Chemotherapie stellt sich entscheidend die Frage nach dem Sinn des Lebens, nach dem Sinn der Lebensqualität und nach dem Sinn der Statistiken, die durch immer größere Erfolgsmeldungen in den Medien beweisen wollen, daß sich die Überlebenschance durch Chemotherapie entscheidend verbessert.

Angesichts dieser Statistiken stellen sich mehrere Fragen: Sind es nur kurzzeitige, vorübergehende Besserungen? Gibt es Statistiken über die Lebensqualität der Patienten, über das Sterben der Patienten nach Chemotherapie, wenn die Todesursache Lungenentzündung und nicht Krebs ist, wie wird der Patient eingestuft?

Der amerikanische Nobelpreisträger Dr. James Watson hat dem National Cancer Institute in bezug auf die Registrierung der Anzahl von Heilungen bei Krebs große Ungenauigkeit vorgeworfen. Von anderen Forschern wird die Meinung vertreten, daß nur eine kleine Prozentzahl von denjenigen, die mit Chemotherapie behandelt werden, eine Besserung erleben und die Mehrzahl dieser Besserungen wiederum nur vorübergehend eintritt (Schaetow, 1983).

Viele kritische Forscher konnten feststellen, daß nach neun bis zehn Jahren durch die Schädigung des Immunsystems wieder neue Tumoren entstehen können.

Die gesamtnegativen Folgen der Chemotherapie könnten auch hier mindestens auf 50% gesenkt werden, wenn das Immunsystem des Menschen durch biologische Medikamente, Darmsanierung und psychische Betreuung während der Behandlung aktiviert würde.

Nach jeder Chemotherapie sollte mit einer homöopathischen Behandlung der Versuch unternommen werden, die Schädigungen zu begrenzen.

Hormontherapie – Behandlung ohne Risiko?

In den letzten Jahren wurde bei einigen Krebserkrankungen, z.B. Brust- und Prostatakarzinom, Hormontherapie propagiert. Auf welche Weise die Hormone auf das Wachstum der Krebszellen einwirken, ist unbekannt. Durch die Analyse einer Krebsgeschwulst kann festgestellt werden, ob der Tumor hormonabhängig ist oder nicht. Etwa die Hälfte der Frauen mit Brustkrebs haben Tumoren, die hormonabhängig sind, also östrogen-positiv. Es ist dann das Bestreben der traditionellen Schulmedizin, die Funktion der Eierstöcke aufzuheben. Dieses kann geschehen entweder auf chirurgischem Weg oder durch Röntgenbestrahlung. Das Ziel ist, die Produktion der weiblichen Geschlechtshormone zu reduzieren und somit das Wachstum der hormonabhängigen Tumoren zu hemmen.

Seit Jahren werden verschiedene Hormonarten angewandt, zum Teil weibliche Geschlechtshormone (Östrogene), zum Teil männliche (Androgene), zusammen mit Hormonen, die normalerweise in den Nebennieren produziert werden.

Seit ungefähr zehn Jahren sind die sogenannten Anti-Hormone immer mehr in Gebrauch (z. B. Tamoxifen). Diese Anti-Hormone bewirken, daß bei Frauen vor den Wechseljahren die Menstruation vollständig unterdrückt wird. Die üblichen Nebenwirkungen dieser Medikamente sind Magen-Darm-Vergrößerung, Übelkeit, Schwindel, gelegentliche Flüssigkeitsretentionen, vaginale Blutungen und Hitzewellen (Fellus-Katalog 1985). Weiterhin treten nach Hormontherapie Libidostörungen, Identitätsstörungen, Impotenz, Frigidität auf.

In der Zeitschrift »New England Journal of Medicine« wurde eine amerikanische Untersuchung aus dem Jahre 1981 besprochen, welche die Daten von mehr als 1800 Frauen aus 68 unterschiedlichen Krankenhäusern in den USA umfaßt. Bei allen wurde die radikale Mastektomie ausgeführt. Sie wurden in zwei Gruppen eingeteilt, welche im Grunde die gleichen Behandlungen bekamen, nur daß einer Gruppe zusätzlich noch Anti-Östrogenpräparate verabreicht wurden.

Die Behandlung wurde insgesamt zwei Jahre lang durchgeführt. Aus der Untersuchung geht hervor, daß 80% der Patienten, denen zusätzlich Anti-Östrogene gegeben wurden, noch zwei Jahre ohne Rückfall waren. Demgegenüber standen 75% in der anderen Gruppe. Es waren besonders die Frauen über 50, denen die Hormonbehandlung einen Nutzen brachte. Ein Unterschied von 5% durch diese Gruppen scheint nicht sehr beeindruckend zu sein.

Jeder, der diese Zeilen liest, kann sich vorstellen, was es für psychische Auswirkungen auf den Mann oder die Frau hat, wenn er feminin und sie maskulin wird. Lebensqualität und Menschsein werden bei der Behandlung mit diesen Hormonen in keiner Weise erwähnt oder berührt. Es zeigt wiederum, wie eindimensional und isoliert das Denken innerhalb der Schulmedizin funktionieren kann.

Fazit:

Zusammenfassend läßt sich sagen, daß chirurgische Eingriffe eventuell auch eine Ausbreitung der Krebszellen bewirken können. Eine Operation schwächt das Immunsystem, hat aber keine schädlichen Auswirkungen auf die von dem Eingriff unberührten Teile des Körpers.

Bestrahlungen zerstören das gesunde Gewebe, schädigen das Knochenmark und schwächen dadurch die Abwehrkräfte. Eine über lange Zeit wirkende Strahlung kann wiederum Krebs verursachen.

Zytostatika (Chemotherapie) haben enorme Nebenwirkungen, sowohl physische als auch psychische. Die Behandlung zerstört gesunde Zellen und läßt das Immunsystem des Körpers zusammenbrechen.

Hormonbehandlung greift in die natürliche Biologie des Körpers ein und bringt sie durcheinander. Sie hat eine ganze Reihe Lebensqualität einschränkende Wirkungen zur Folge. Es scheint so – wenn man diese Zeilen liest –, daß bei der Krebsbehandlung das Risiko oft größer ist als der Nutzen. Weder die radikale noch die konservative Methode innerhalb der Schulmedizin haben es vermocht, die Überlebenschancen bei den meisten Krebserkrankungen zu erhöhen.

Die Langzeitprognosen ohne eine biologische Begleitbehandlung sind genauso düster wie vor 50 Jahren.

Nachsorge versus Nachbehandlung

Oft kommen Patienten mit Metastasen und Rezidiven zu mir in die Praxis und berichten: »Vor zwei Jahren hatte ich eine Krebsoperation. Ich habe nichts weiter gemacht, aber immer wieder gefragt, kann ich noch etwas tun, daß diese Krankheit nicht mehr weitergeht? Der Chirurg und auch mein Hausarzt haben mir gesagt: Leben Sie so weiter wie bisher, kommen Sie immer regelmäßig zur Nachsorge, der Krebs ist beseitigt, Sie sind gesund. Keiner hat mir gesagt, daß ich etwas tun kann. Man ist ja als Patient vollkommen hilflos.« Wenn ein Patient an Krebs erkrankt und operiert, bestrahlt, chemotherapiert ist, wird er meistens mit einem Nachsorgepaß entlassen. Dies bedeutet, daß er sich in regelmäßigen, anfänglich vierteljährlichen, dann halbjährlichen und immer größeren Abständen einer Kontrolle unterziehen sollte. Kontrolle und nicht Nachbehandlung. – Dadurch entsteht eine schwerwiegende, oft lebensverkürzende, lebensbedrohliche therapeutische Lücke.

Dieses System der Kontrolle beruht auf dem medizinischen Aberglauben, daß der Krebs ein lokales Geschehen sei, der nach einer Operation beseitigt wurde, und daß mit einer Nachsorge eine medizinische Betreuung gewährleistet sei.

Es werden Laborwerte erhoben, geprüft, bildgebende Verfahren wie Computer-Tomographie, Röntgen- und Knochenszintigraphie angewandt.

Alle bildgebenden Verfahren sollten sehr kritisch betrachtet werden, allein die Knochenszintigraphie mit ihren Problemen des Strahlenrisikos verdient Aufmerksamkeit.

Die Kontrollen haben die Aufgabe, den Patienten in Sicherheit zu wiegen, »es kann nichts passieren, so lange du zu diesen Kontrollen kommst«.

Auf der anderen Seite gewinnt man den Eindruck, dieses Kontrollsystem erhält einen absatzwirksamen Markt der Geräte- und Labordiagnostik.

Nachsorge sollte eigentlich eine Nachbehandlung sein, das bedeutet, daß der Patient zwischen den regelmäßigen Kontrollen angehalten wird, für sich selbst zu sorgen, sich mit der Krankheit auseinanderzusetzen und einen Arzt oder Therapeuten aufzusuchen, der die Nachbehandlung mit ärztlicher Sorgfalt naturheilkundlich durchführt. Neben den Kontrollstatistiken müßten in dem Nachsorgepaß die Nachbehandlungen exakt eingetragen werden, kontrolliert und nach den erhobenen Laborparametern fortgeführt oder umgestellt werden. Eine Nachbehandlung verlangt eine »sorgfältige« Auseinandersetzung mit dem krebskranken Menschen und stellt eine vorbeugende Maßnahme zur Verhütung von Rezidiven und Metastasen dar und erweitert somit die Möglichkeiten ärztlichen Handelns.

Tumormarker

Tumormarker im weitesten Sinne sind definierte nachweisbare oder meßbare Substanzen, die in signifikanter Weise auf einen Tumor hinweisen oder zu seiner Entdeckung, Spezifizierung, Messung seiner Ausbreitung und zur Überprüfung des Therapieerfolges dienen.

Das karzino-embryonale Antigen (CEA) wird mit großer Wahrscheinlichkeit nachgewiesen bei Mamma-CA, Bronchial-Karzinom und Colon-Karzinom.

PAP und PSA sind Tumormarker spezifisch für das Prostata-Karzinom.

CA 19-9 ist ein Tumormarker spezifisch für Patienten mit Pankreas-, Leber-, Gallenwegs-, Magen- und Colon-Karzinom. CA 15-3 dient zum Nachweis des Tumors bei Patienten mit Mamma-Karzinom, Ovarial-Karzinom.

TPA reagiert empfindlich bei Karzinomen im Bereich der Leber, Lunge und des Urogenialtraktes. Weiterhin kann er nachgewiesen werden bei Bronchial-, Uterus- und Blasen-Karzinom.

Diese eben beschriebenen Tumormarker werden am häufigsten bestimmt.

Es würde an dieser Stelle zu weit führen, alle zu beschreiben.

Die Abwehrfunktionen im menschlichen Körper – Wie entsteht Krebs?

(Cordula Bruch)

Jeder menschliche Organismus hat die Anlage in sich, Krebszellen zu entwickeln. Das ist ein medizinisch akzeptiertes Faktum.

Aber unsere Lebensweise kann verhindern, daß Krebszellen anfangen, sich ungehemmt zu vermehren, oder sie löst auf der anderen Seite dieses ungehemmte Wachstum aus.

Es haben viel mehr Menschen Krebszellen in ihrem Körper als tatsächlich daran erkranken, täglich können es bis zu 100 000 Krebszellen sein.

Der menschliche Körper sieht die Entstehung solcher Zellen als Bedrohung an und zerstört sie schnellstens mit Hilfe eines ganz komplexen Widerstandssystems. Dieses geschieht bei jeder einzelnen veränderten Zelle, lange bevor eine Krebsgeschwulst entsteht.

Das bedeutet, daß Krebs keine Invasion von außen ist, sondern daß Veränderungen im Innern von ganz normalen, einst gesunden Zellen vor sich gehen, die sich schließlich zu einem Zellverband zusammenschließen.

Fördernd dabei wirken sogenannte »karzinogene Stoffe« (= krebserzeugend), wie Asbest, Teer, Nitrit, Farb- und Konservierungsstoffe, Tabak, Röntgenstrahlen u.a.m., aber auch häufige Kontakte mit Viren, besonders der HTLV-Familie oder Eppstein-Barr-Viren und mit sogenannten Onkogenen.

Trotzdem stellt sich die Frage, warum nicht alle Menschen, die z.B. rauchen, an Krebs erkranken.

Zu behaupten, eine Antwort auf diese Frage geben zu können, wäre vermessen, fest steht aber, daß Krebs durch karzinogene Stoffe gefördert wird, seine Entstehung aber abhängt von der Widerstandskraft des Körpers.

Hierbei spielt das Immunsystem, wohl das faszinierendste aller Körpersysteme, die wesentliche Rolle. Die Lehre von den Funktionen des

Immunsystems (= Immunologie) hat sich in den letzten drei Jahrzehnten zu einer wichtigen Sparte der Medizin entwickelt.

Es ist mein Anliegen, eine Einführung in die Grundlagen der Immunologie zu geben und wesentliche Mechanismen des Immunsystems verständlich zu machen.

Ohne ein funktionsfähiges Abwehrsystem geht jeder lebende Organismus zugrunde. Alle an der körpereigenen Abwehr beteiligten Organe und Zellen – und die machen bei einem 70 kg schweren Menschen immerhin 2 kg aus – müssen ständig ihre Leistungsfähigkeit unter Beweis stellen, um Fremdstoffe = Antigene wie Bakterien, Viren, Pilze, die unserem Körper bedrohlich werden können, abzuwehren. Auch halten sie den Körper von innen sauber, indem sie abgestorbene Körperzellen und veränderte Zellen wie Tumorzellen erkennen und beseitigen.

Unser Immunsystem ist ein Wunderwerk, es hat schließlich auch drei Milliarden Jahre gebraucht, um sich zu entwickeln. Trotz der schon erwähnten verstärkten Forschung in den letzten Jahren – alle 14 Tage wird eine neue Substanz entdeckt, die Aufgaben im Immungeschehen hat – sind viele Einzelkomponenten dieses komplexen Zusammenspiels noch unbekannt.

In unserem Organismus gibt es zahlreiche verschiedene Abwehrzellen oder Immunzellen, die nach unterschiedlichen Mechanismen arbeiten:

– Zellen, die fremde Stoffe = Antigene als solche auffinden und erkennen, die diese Erkenntnis weiterleiten und als »Feind« melden (T-Helfer-Lymphozyten = Effektor-Zellen).

– Andere Zellen greifen diesen »Feind« an, verändern seine Struktur und machen ihn unschädlich, so daß er phagozytiert (= »gefressen«) werden kann (T-cytotoxische Zellen, Killer-Zellen, Phagozyten, Antikörper).

– Wiederum andere »Krieger« merken sich das »Aussehen«der Antigene für eine Abwehrreaktion zu einem späteren Zeitpunkt. Sie sind das immunologische Gedächtnis (Gedächtniszellen).

– Und wiederum andere Zellen wachen darüber, daß kein körpereigenes Gewebe angegriffen oder angedaut wird (Unterdrücker-Zellen = Suppressor-Zellen).

Sie alle haben die Fähigkeit, auf einen durch Fremdkörper ausgelösten Reiz mit einer spezifischen Immunantwort zu reagieren, d. h. sie haben eine immunologische Kompetenz.

Befindet sich solch ein Antigen im Körper, wird es von spezialisierten Zellen des Immunsystems als »nicht-eigen« erkannt. Zur Erkennung des Antigens – was, wie wir wissen, ein Fremdkörper oder eine Krebszelle sein kann – sind dessen Oberflächenstrukturen maßgeblich, d. h. deren Hülle. (Aus diesem Grund werden auch Krebszellen oft erst sehr spät oder gar nicht erkannt, weil der Körper die »Hülle« ja selbst produziert hat).

Krebszellen sind sehr intelligent und trickreich. Sie versuchen auf verschiedenste Weise, den Abwehrkräften zu entkommen.

So verändern sie ihre Oberflächenmerkmale manchmal nur ganz gering, daß diese nicht in ihrer antigenen Eigenschaft erkannt werden können und somit der Abwehr »entgehen«. Außerdem können sich Krebszellen vor Angriffen schützen, indem sie wenig schädliche Tumorfragmente in die Blutbahn entsenden, sozusagen als Köder für die Abwehrzellen. Diese stürzen sich prompt darauf, verlieren ihre Kraft, und der Tumor kann unbehelligt weiterwachsen.

Helfen diese Tricks den Krebszellen nicht, wird im Organismus je nach der Struktur der körperfremden Zelloberfläche (Epitop genannt) ein ganz bestimmter Antikörper gebildet (unter Mithilfe einer anderen chemischen Komponente des Abwehrsystems: des Komplements). Seine Grundstruktur hat die Form des Buchstabens **Y**. Dieser Antikörper paßt zu seinem Antigen wie ein spezieller Schlüssel in ein Schloß. Er haftet sich an das Antigen, setzt es so »lahm« und blockiert es. Es bilden sich sogenannte Antigen-Antikörper-Komplexe = Immunkomplexe. Dadurch wird anderen Helfern des Immunsystems gezeigt, daß etwas Schädliches gefangen wurde.

Diese anderen Zellen sind sogenannte natürliche Killerzellen und Phagozyten – Phagozyten sind Freßzellen –, die sich diese Antigen-Antikörper-Komplexe einverleiben können.

Die Phagozyten teilen sich ein in neutrophile Granulozyten = Mikrophagen und Monozyten = Makrophagen.

Diese Phagozyten sind die »Putzkolonnen« und immerzu mit Aufräumarbeiten beschäftigt. Sie lösen die eingefangenen Feinde auf und geben durch ihre Arbeit gleichzeitig die Information, daß neue Antikörper gebildet werden.

Die Zellen, die sich im Blut, in der Lymphe, im Lymphknoten und in den Abwehrorganen befinden und diese Antikörper produzieren, heißen Lymphozyten.

In der Abwehr von Krebszellen fällt diesen Lymphozyten die entscheidende Aufgabe zu. Lymphozyten gehören zu den weißen Blutzellen (= Leukozyten), die zusammen mit den roten Blutkörperchen (= Erythrozyten) die nicht flüssigen Bestandteile des Blutes bilden.

Neben den Lymphozyten gehören die Granulozyten (= Mikrophagen) und Monozyten (= Makrophagen) zu den Leukozyten: Sie wissen bereits, daß diesen Zellen als Freßzellen besondere Bedeutung im Immunsystem zukommt.

Die Lymphozyten werden im roten Knochenmark gebildet, so im Brustbein, in den Rippen, in den Bein- und Armknochen, im Schädel, in den Wirbelkörpern und in den Beckenknochen. Sie verlassen ihre Produktionsorte als unreife Zellen und teilen sich dann in zwei verschiedene »Armeen« im Dienste der Abwehr.

Die eine Armee wandert in ein ganz bestimmtes lymphatisches Gewebe im Darm, das in der Forschung Mitte der 50er Jahre zuerst bei Vögeln entdeckt wurde und den Namen Bursa Fabricii bekam.

In diesem lymphatischen Gewebe werden die Lymphozyten »erwachsen« und erhalten ihre Aufgabe: sie werden zu B-Lymphozyten. Diese werden zu sogenannten Plasma-Zellen und produzieren dann aus Eiweißmolekülen die Antikörper, von denen schon berichtet wurde. Die Soldaten dieser Armee, es sind Millionen, vertreten die sogenannte humorale Immunität.

Die andere Armee gelangt in die Thymusdrüse. Die Thymusdrüse liegt hinter dem Brustbein, ist bei der Geburt faustgroß, wächst bis zur Pubertät, beginnt aber im Erwachsenenalter immer kleiner zu werden, um schließlich zu verfetten. Hier im Thymus bekommen diese Lymphozyten ihre immunologische Prägung: Sie werden zu T-Lymphozyten. Die T-Zellen bilden mit ihrer immunbiologischen Ausstattung die zelluläre Immunität des Körpers.

Den T-Lymphozyten kommt bei der Abwehr von »Fremdem« eine noch größere Bedeutung zu als den B-Lymphozyten.

Beide reagieren zwar antigen-spezifisch, d. h. zu jedem Antigen gibt es einen passenden T-Lymphozyten und einen B-Lymphozyten (jeweils tragen sie einen spiegelbildlichen Rezeptor auf ihren Membranoberflächen).

Aber die T-Lymphozyten reagieren schneller. Sie sind ständig in Bewegung, sie zirkulieren und patrouillieren immer im Blut, nur um sich vermehren zu können, legen sie kurze Ruhepausen in den Lymphknoten oder der Milz ein (= wichtige Organe des Abwehrsystems). Nach Kontakt mit einem Antigen geben die T-Lymphozyten sofort chemische Signale in Form von Sekreten (= Lymphokine) ab. Diese aktivieren wiederum die Phagozyten. Diese T-Zellen sind die Zentrale für den Notdienst. Sie geben das Signal für den Einsatz, blasen ihn ab und teilen dem Notdienst mit, daß er wieder in Bereitschaft gehen kann. Notdienst haben B-Lymphozyten und Phagozyten.

Damit die T-Lymphozyten das Ausmaß des nötigen Einsatzes beurteilen können, teilen sie sich untereinander die Aufgaben auf. Sie bilden sogenannte Subpopulationen: So gibt es Helfer-Zellen, Gedächtnis-Zellen, Suppressor-Zellen und cytotoxische sowie Killer-Zellen.

Den T-Helfer-Zellen (T_4-Zellen) kommt eine Schlüsselrolle zu. Es sind diejenigen, die das Antigen erkennen und die Produktion von Antikörpern einleiten. Die Gedächtnis-Zellen merken sich das Aussehen des Antigens vorsichtshalber für den nächsten Kontakt. Sie sind sehr langlebig und dienen als Informationsspeicher.

Die T-Suppressorzellen (T_8-Zellen) werden benötigt, wenn die Immunreaktion abgeblasen werden kann.

Die cytotoxischen Zellen (= für fremde Zellen giftig) werden von den Helfer-Zellen aktiviert. Sie richten sich vor allem gegen Tumor-Zellen, Bakterien und virusinfizierte Zellen und bewirken deren direkte Auf-

Das Zusammenspiel der immunkompetenten Zellen (Abwehrzellen)

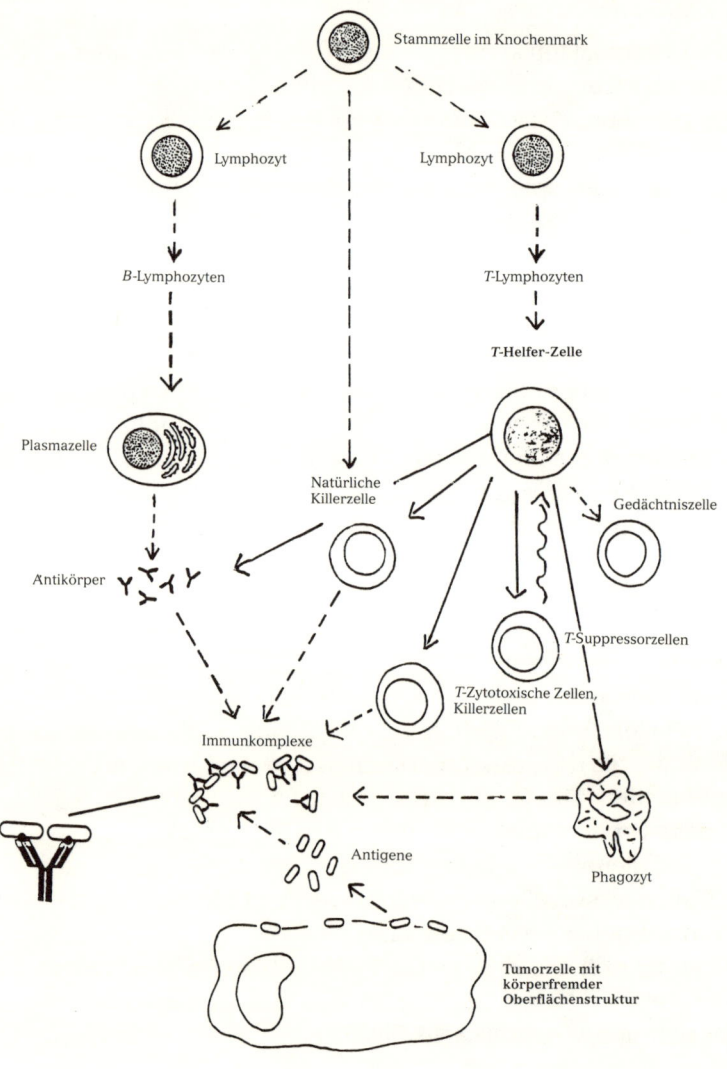

lösung. Dabei entstehen Zelltrümmer. Diese wiederum locken Makrophagen an und werden von ihnen beseitigt. Die Killer-Zellen wenden sich ebenfalls hauptsächlich gegen Tumor-Zellen.

Dieses Wunderwerk der Abwehr von Erkennen, Festhalten, Markieren, Merken, Inaktivieren, Auflösen und Fressen geschieht im menschlichen Körper zu jeder Sekunde im Blut, in der Lymphflüssigkeit, aber auch in Organen und Geweben durch tausende und abertausende von Zellen.

Organe, die eine besonders wichtige Funktion im Abwehrgeschehen haben, sind: die Thymusdrüse, das rote Knochenmark, die Milz, die Leber und bestimmte Abschnitte im Darm. Sie alle zusammen heißen auch lymphatische Organe. Nur wenn das menschliche Abwehrsystem versagt, wird aus einer Krebszelle eine Ansammlung von Krebszellen, dann eine Geschwulst oder ein Tumor und letztendlich die Absiedlung von Tochtergeschwülsten = Metastasen in andere Gewebe und Organe.

Die Tatsache, daß Krebszellen produziert werden, bedeutet demnach nicht, daß tatsächlich eine Krankheit ausbricht. Viele Ansammlungen von Krebszellen sterben also ab, besser gesagt, werden vom Immunsystem vernichtet, bevor sie dem Organismus Schaden zufügen können.

Bei der Suche nach den Ursachen für eine Schwächung dieses komplexen Systems geht es um die Frage: Beeinflussen Gefühle, Erwartungen oder seelische Spannungen das körperliche Abwehrsystem?

Eine neue Forschungsrichtung, die »Psychoneuroimmunologie« möchte beweisen, was wir alle eigentlich schon wissen: Gefühle beeinflussen unsere Gesundheit.

Das bedeutet, daß unser Immunsystem nicht nur auf Reize von außen wie z.B. Bakterien reagiert, sondern auch auf psychische Vorgänge im Innern des Menschen.

Unter seelischen Spannungen und Streß sinken die Zahlen der Lymphozyten, der Killer-Zellen, der Antikörper – dieses wurde an Medizinstudenten, die kurz vor einer Prüfung standen, beobachtet.

Noch bemerkenswerter war das Resultat. Je einsamer diese Prüflinge waren, desto stärker wurde das Immunsystem geschwächt. Erstaunlich ist, wie Lymphozyten und Killer-Zellen im Blut Einsamkeit und Streß »bemerken«!

Dies geschieht im Gehirn – unserer Regulationsstelle für alle Körperfunktionen –, besonders in einem Teil davon, dem sogenannten »limbischen System«, der Gefühlszentrale. Dieses limbische System hat Schaltstellen zum Zwischenhirn und zur Hirnanhangdrüse. Hier entstehen wiederum Hormone, die alle Hormondrüsen im ganzen Körper beeinflussen. Andere Signale wirken von hier aus direkt auf die Thymusdrüse.

Der Neuroanatom David Felten fand heraus, daß winzige Nervenfasern nur sechsmillionstel Millimeter von den Lymphozyten entfernt Botenstoffe (= Noradrenalin) ausschütten. Dieses bewirkt eine Reifung der Lymphozyten, aber auch der Makrophagen. Die gleichen Signale empfangen auch die Thymusdrüse, das Knochenmark, die Milz und die Immunkörper im Darm, welche dann mit einer vermehrten Aktivität antworten.

Wenn Trauer und Streß sich hemmend auf die Interaktionen zwischen limbischem System und Immunsystem auswirken, so läßt sich dieses natürlich auch andersherum denken: Positives Denken und Freude aktivieren die Abwehrkräfte des Körpers. Hier liegt ein enormes Potential an Selbstheilungskräften eines jeden verborgen.

Durch Entspannungsübungen, Meditation und Autosuggestion sowie durch eine Vermeidung von abwehrschwächenden Nahrungsmitteln wird dieses Potential geweckt, und wir sind eingestiegen in das Thema: **Aktive Krebstherapie.**

Daraus ergibt sich, daß auch ohne traditionelle medizinische Behandlungsmethoden Krebsgeschwülste wesentlich reduziert werden können oder ganz verschwinden.

Dabei braucht das Immunsystem die tatkräftige Hilfe des Erkrankten durch Veränderung der Lebensgewohnheiten und der Ernährung.

Herkömmliche Behandlungsmethoden machen die Patienten ängstlich, passiv und schwach. Nach Ansicht der ganzheitlichen Medizin ist es am wichtigsten, den Menschen aufzubauen und seine Reserven so zu mobilisieren, daß er selbst seine Krankheit bekämpft durch ein wieder kräftig und aktiv gewordenes Immunsystem.

Dafür ist es ganz wesentlich, daß Sie die Wirkungsweise Ihres Abwehrsystems kennen und verstehen lernen.

Körperliche Betätigungen, sei es Wandern, Gymnastik, Spazierengehen, Radfahren oder Schwimmen, wirken sich übrigens auch positiv auf das Immunsystem aus. Die Anstrengung setzt abwehraktive Stoffe (Interleukine) frei und erhöht kurzzeitig die Körpertemperatur: Das »trainiert« nicht nur die Muskeln, sondern auch die Abwehrzellen.

Alternative Wege der Krebstherapie

Auf der Basis neuester Forschungsergebnisse und der Erkenntnis auf dem Gebiet der Krebstherapie in den letzten Jahren kann man davon ausgehen, daß die Methoden der Chirurgie, Radiologie, Chemo- und Hormontherapie an die Grenzen des therapeutisch Machbaren gestoßen sind. Trotz immenser Geldmittel und vielfältiger Forschungsinstitute, die über die ganze Welt verstreut sind, ist es unwahrscheinlich, daß in absehbarer Zeit ein therapeutischer Durchbruch in der Krebstherapie zu erreichen sein wird.

»Neue – alte Wege« in der Krebstherapie wären demnach zu suchen, wieder aufzufinden und zu beschreiben. Viele dieser Wege wurden schon immer von den ganzheitlich orientierten Ärzten und Heilpraktikern begangen, unter Widerstand der traditionellen medizinischen Schulen, der auch heute noch immens ist.

Die biologische Krebsabwehr ist der neue – alte Weg für eine bessere Überlebenschance, bessere Lebensqualität, ein Weg zur besseren Vor- und Nachsorge-Behandlung der vielfältigen Krebserkrankungen.

Unter ganzheitlicher Krebstherapie versteht man das Unterstützen der Fähigkeit des Körpers, maligne transformierte Zellen durch körpereigene Faktoren, Proteine und Zellen abzubauen oder das Wachstum und die Ausbreitung zu hemmen bzw. in ihrer malignen Eigenschaft zu verändern.

Ein Auseinandersetzen mit der Krebserkrankung bedeutet auch eine intensive Beschäftigung mit den vielfältigen biologischen Medikamenten, Anwendungen und psychischen Faktoren, die das Immunsystem aktivieren, stabilisieren und befähigen, die malignen Zellen zu erkennen, zu transformieren und zu beseitigen.

Der Patient, der sich mit den neuen – alten Wegen der ganzheitlichen Krebstherapie beschäftigt, sie einzuschätzen lernt und aktiv in sein Leben einbezieht, gewinnt sicherlich eine weitere Chance, seine Krebserkrankung zu überleben.

Es gibt dabei allerdings kein Wundermittel gegen Krebs. Allen therapeutischen Ansätzen, die im folgenden näher beschrieben werden, ist eines gemein: die sogenannte Immunmodulation. Das heißt, eine Stärkung und Aktivierung der Abwehrkräfte mit dem Ziel, eine Balance zu schaffen zwischen den Bestandteilen des Immunsystems, die die Krebszellen erkennen und vernichten sollen (T-Helfer-Zellen, natürliche Killer-Zellen) und denen, die eine überschießende Aktivität verhindern (T-Suppressor-Zellen).

Die Legitimation einer immunmodulierenden Therapie besteht darin, daß Immunschwächen sowohl im Vorfeld der Erkrankung bestehen als auch durch Schäden der herkömmlichen Tumor-Therapie entstehen.

Es können in diesem Rahmen längst nicht alle hierauf zielenden therapeutischen Möglichkeiten und Medikamente erwähnt werden. Die mit Sicherheit unvollständige Aufzählung gibt nur einen Einblick in die Tätigkeit der Autoren, die diese Methoden in der Praxis anwenden.

Biologische Therapieformen

Die Mistel als Krebstherapeutikum

Zu den wichtigsten Krebs-Therapeutika gehört heute die Mistel = Viscum album. Sie ist weit verbreitet und bekannt. Heute gibt es die verschiedensten klinischen Studien und wissenschaftlichen Untersuchungen, die die Wirkprinzipien der Misteltherapie erklären und erstaunliche Resultate aufweisen. Bestimmte Bestandteile der Mistel, besonders die Proteine, wirken der den Krebszellen eigenen schnellen Teilung entgegen und hemmen damit das Tumorwachstum (kanzerostatische Wirkung). Auch haben sie gleichzeitig einen anregenden Effekt auf das Abwehrsystem, die Thymusdrüse wird aktiviert und die Zahl der T-Lymphozyten steigt (Immunstimulation).

Mistelsubstanzen erhöhen die Aktivität der Makrophagen, es kommt zudem zu einem Anstieg der T-Helfer-Zellen sowie zu einer Verminderung der Suppressor-Zellen (Stabilisierung der Helfer-Suppressor-Ratio).

Die Misteltherapie bewirkt also eine Verlangsamung oder Stillstand des Tumorwachstums und fördert gleichzeitig die Selbstheilungskräfte, ohne dem Organismus in irgendeiner Form Schaden zuzufügen. Vielfach bewiesen ist heute auch, daß sich die Lebenszeit Krebskranker verlängert, wird die Mistel gleich im Anschluß an eine Operation im Sinne einer »Nachbehandlung« verabreicht. Auch eine oft an die Operation anschließende Chemotherapie oder Bestrahlungsserie wird unter gleichzeitiger Applikation eines Mistel-Präparates viel besser vertragen, die schwächenden Nebenwirkungen reduzieren sich.

Selbst Patienten mit schweren und schwersten Krebserkrankungen fühlen sich in ihrem subjektiven Befinden besser, Schmerzzustände werden weniger, auch Schmerzmittel können geringer dosiert werden. – Zusammenfassend gesagt: Die Lebensqualität und die Lebenserwartung krebskranker Menschen, die mit Mistelextrakten behandelt werden, steigt.

Die Therapie mit Mistel-Extrakten kann bedenkenlos mit anderen Verfahren sowohl der herkömmlichen Onkologie als auch mit Naturheilverfahren kombiniert werden.

Die Mistel ist eine geheimnisvolle Pflanze, die als Halb-Parasit auf Laub- und Nadelhölzern wächst. Sie entnimmt ihrem Wirt Wasser und Mineralsalze, verfügt aber über alle für die Photosynthese wichtigen Pigmente selbst (Chlorophyll). Sie ist eine immergrüne Pflanze, im November/Dezember sind die weiblichen Büsche übersät mit kleinen weißen Beeren, die klebrig sind und der Mistel ihren Namen gegeben haben. Wir kennen sie als Weihnachtsdekoration. Im März zeigt sich dann eine Fülle kleiner, primitiv gebauter hellgelber Blüten. Ihre Verbreitung findet sie durch die Mistel-Drossel, die die Beeren aufnimmt, andaut und wieder ausscheidet. Viscum album liebt besonders Bäume mit feuchtem Standort und Bäume auf »Reizstreifen«, d. h. über unterirdischen Wasseradern und Verwerfungen (Erdstrahlen). Die Mistel war schon im Altertum bekannt. Auch die Druiden, die keltischen Priester, behandelten sie als heilige Pflanze, schnitten sie am sechsten Tag nach Neumond mit goldenen Sicheln und bereiteten daraus ein »alles heilendes Medikament«.

In die Krebstherapie wurden die Mistel-Extrakte 1920 auf Anregung Rudolf Steiners aufgenommen. Als Krebs-Therapeutikum wirksam sind nur Injektionen. Es gibt heute verschiedene Präparate, eines davon ist Vysorel/Isorel (Novipharm), ein ungiftiger Gesamtpflanzenextrakt, dessen Mistelsäfte von drei verschiedenen Wirtsbäumen stammen: von der Tanne, der Kiefer und dem Apfelbaum.

Der Behandler weiß, welche der drei Sorten bei einem bestimmten Tumor angezeigt ist. Die Spritzen werden unter die Haut (subkutan) verabreicht, in einer rhythmisch ansteigenden und abfallenden Dosierung. Einige Behandler und Kliniken machen auch eine Infusions-Therapie. Dadurch wird ein Anfluten des Mistelextraktes in hohen Dosen erreicht.

Bei jeder Mistel-Therapie können an der Einstichstelle (z. B. Bauch, Oberschenken oder Oberarm) örtliche Reaktionen in Form von Rötungen auftreten. Manchmal kommt es auch zu leichten Temperatursteigerungen bis zu 1 Grad Celsius. Beides sind erwünschte Reaktionen, auf jeden Fall jedoch kein Grund, die Behandlung abzubrechen. Entsteht eine Rötung, wird mit der nächsten Injektion bis zum Abklingen gewartet und in der Zwischenzeit die Stelle mit feuchten, kalten Auflagen, eventuell mit essigsaurer Tonerde (Luvos-Heilerde) gepflegt. Die Tatsache, daß heute Zweittumoren (Rezidive) und Metastasen oft erst viele Jahre nach einer Erkrankung oder Operation auftreten, gibt uns Anlaß, die Mistel-Injektion über mindestens 5–8 Jahre durchzuführen, wobei zwischenzeitlich vom Behandler auch injektionsfreie Intervalle bestimmt werden. Viele Patienten können es lernen, sich die subkutanen Spritzen selber zu geben – übrigens ein wichtiger Beitrag zur »aktiven Krebstherapie«.

Mistel-Infusionstherapie

Vielen klinischen Onkologen ist bekannt, daß die Mistel mit zu den wichtigsten Krebs-Therapeutika gehört. Seit über fünf Jahren ist neben der subkutanen auch die rhythmische Infusionstherapie mit dem Viscum-album-Präparat Vysorel (Isorel) in der Anwendung.

In verschiedenen wissenschaftlichen Publikationen wird über die positive Erfahrung berichtet, bei Patienten direkt nach Operationen mit Rezidiven, Metastasen und in Einzelfällen begleitend zur Chemotherapie. Gerade diese Infusionstherapie hat sich bei schwerstkranken, austherapierten Patienten als sehr hilfreich herausgestellt, insbesondere durch das schnelle Anfluten von immunstimulierenden und immunmodulierenden Substanzen.

Die Infusionstherapie sollte eingesetzt werden bei inoperablen, infaust geltenden und schulmedizinisch austherapierten Tumorpatienten.

Wir beginnen die Infusionstherapie in der Regel mit zwei Ampullen Vysorel Stärke 60 in 250 ml physiologischer Kochsalzlösung. Es wird dreimal wöchentlich infundiert mit Erhöhung der Dosis um zwei Ampullen pro Infusion bis maximal 20 Ampullen. Danach erfolgt Dosisreduktion in gleichen rhythmischen Intervallen bis 10 Ampullen:

	1. Woche			2. Woche			3. Woche		
	Mo.	Mi.	Fr.	Mo.	Mi.	Fr.	Mo.	Mi.	Fr.
Amp.	2	4	6	8	10	12	14	16	18

	4. Woche			5. Woche			6. Woche		
	Mo.	Mi.	Fr.	Mo.	Mi.	Fr.	Mo.	Mi.	Fr.
Amp.	20	18	16	14	12	10	12	14	16

Die Infusionsdauer beträgt 60 Minuten.

Den Infusionslösungen sollen keine zusätzlichen Medikamente zugesetzt werden.

Die Verträglichkeit ist gut. Wir haben bei inzwischen 200 Patienten zwei Allergiefälle zu verzeichnen. Diese konnten mit Calzium- und Tavegilgaben sehr gut beherrscht werden. Bei Patienten mit einer allgemein allergischen Disposition kann eine solche Reaktion auch bei Mistel-Infusionen nicht ausgeschlossen werden.

Nach 3–6 Monaten wird die Therapie mit subkutanen Injektionen weitergeführt.

Die Infusionstherapie kann sehr gut kombiniert werden mit Fieber-Therapie und Entspannungs- sowie Imaginationsübungen. Die Patienten, die zu uns kamen mit vielfältigen subjektiven Beschwerden wie Schmerzen, Schlafstörungen, Depressionen, Unwohlsein, Appetitlosigkeit, erleben innerhalb kurzer Zeit, daß die Schmerzen zurückgehen, der Appetit wiederkommt, die Depressionen sich vermindern und die Lebenslust wieder anfängt zu steigen.

Es soll an dieser Stelle aber nochmals darauf hingewiesen werden, daß die alleinige Gabe von Mistel-Infusionstherapien nicht ausreicht, sondern die spezielle individuelle homöopathische Therapie neben Ernährungsumstellung, Streßverringerung, Simonton-Therapie erst wirklich zum bleibenden Erfolg führen kann. (Siehe Therapie-Konzept Seite 64.)

Thymus-Therapie

Als eine Art Steuerungszentrale mit ihren spezifischen Hormonen (Thymosin) ist die Thymusdrüse das für die Körperabwehr wichtigste Organ (neben der Milz, dem Darm, den Mandeln). Sie wurde in ihrer Bedeutung von der Medizin lange übersehen, erst der schwedische Tierarzt Dr. Sandberg machte Mitte der 60er Jahre erste wichtige Schritte, die die Forschung voranbrachten.

Der Thymus liegt beim Menschen hinter dem Brustbein, über dem Herzen, und ist faustgroß. Er wächst bis zur Geschlechtsreife, danach bildet er sich mit zunehmendem Alter zurück und wandelt sich in Fettgewebe um. Die Funktion im Abwehrgeschehen reicht aber normalerweise für ein ganzes Leben. Die Thymusdrüse beeinflußt auch das Wachstum und die Arbeit der Keimdrüsen.

Ein Teil der Lymphozyten (sie gehören zu den Leukozyten = weiße Blutkörperchen) erhalten ihre im Abwehrgeschehen so wichtige Schlüsselposition in der Thymusdrüse – die T-Lymphozyten. (Siehe Kapitel Immun-System.)

Ohne die Arbeit der T-Helferzellen, der T-Suppressorzellen, der cytotoxischen Zellen und der Gedächtniszellen kann kein Immunsystem fremde oder entartete Zellen so nachhaltig erkennen, daß sie beseitigt werden können. Geschwächte Abwehrmechanismen können demnach durch die Gabe von Thymus-Faktoren wieder gestärkt, aktiviert und regeneriert werden.

Dr. Wolfrum, Chefarzt der onkologischen Abteilung der Habichtswaldklinik, sagte einmal, die Thymusfaktoren seien ein »Weihnachtsgeschenk« zum Aufbau der Immunkompetenz.

Bei einer Krebskrankheit werden Thymusextrakte eingesetzt als biologische Zusatztherapie nach einer Operation, auch bei Chemo- und Strahlentherapie. Sie führen zu mehr körperlichem Wohlbefinden, zu Gewichtszunahme und Kräftigung des Organismus, aber auch zur Hemmung des Krebswachstums und zum Stillstand von Metastasen.

Angewendet werden unterschiedliche Thymuspräparationen:

Es gibt die Original-Thymusextrakte nach Dr. Sandberg (THX), die der

Behandler selber herstellt und die nicht über Apotheken vertrieben werden. Sie werden aus frischem, juvenilen Kalbsthymus hergestellt unter genauester Beachtung der Sterilität und Pyrogenfreiheit.

Thymus-THX wird tiefgefroren in einer Fertigspritze bei mindestens minus 18 Grad Celsius gelagert und kurz vor der Injektion aufgetaut. Der Extrakt wird intramuskulär ins Gesäß injiziert. In ganz seltenen Fällen kann es an der Einstichstelle zu Rötungen und leichten allergischen Reaktionen kommen.

Andere Thymuspräparate, die jedoch keine Frisch-Extrakte sind, sondern getrocknete Bestandteile enthalten:

Thym-Uvocal (Firma Dr. K. Mulli Nachf.)

Thymowied (Wiedemann-Pharma, z. Z. noch in der klinischen Erprobung).

Von beiden Firmen sind auch Dragees im Handel.

Ney-Thymun von der Firma Vitorgan.

Aktive Fieber-Therapie

Viele krebskranke Menschen sagen von sich, daß sie vor Ausbruch des Krebses selten krank waren und praktisch niemals einen stärkeren fieberhaften Infekt hatten. Es besteht aber kein Grund, stolz darauf zu sein, denn Fieber ist eine ganz gesunde Abwehrreaktion des Körpers gegen »Fremdes jeglicher Art«.

Wenn der Körper keine erhöhte Temperatur produzieren kann, deutet das auf Reaktionsschwächen im Immunsystem. Hieraus läßt sich ein therapeutischer Ansatz ableiten: die künstliche Fiebererzeugung. Dies geschieht mit apathogenen Bakterienlysaten (Vaccineurin), die auf das Temperaturzentrum im Gehirn wirken. Dadurch werden vom Körper fiebererzeugende Stoffe (endogene Pyrogene) produziert, die letztendlich über eine Reaktionskette (= Interleukin 1, Interleukin 2, Tumor-Nekrose-Faktor, Interferon) eine Vermehrung der T-Lymphozyten bewirken, also eine Immunaktivierung. Durch die Temperaturwirkung wird außerdem ein kanzerostatischer Effekt auf Tumoren und Metastasen erreicht. Aus diesen Gründen findet die natürliche, effektive und wenig belastende Methode Anwendung in der Krebstherapie. – Ihre Resultate haben sie zu einem wichtigen Bestandteil der therapeutischen Palette gemacht.

Die bakteriellen Autolysate werden in die Vene gespritzt, nach ungefähr einer Stunde fängt der Patient an zu frieren (als Reaktion des Temperaturzentrums) und erzeugt Wärme durch Muskelzittern. Danach entsteht das Fieber, das manchmal Werte bis über 40 Grad Celsius erreichen kann. Es fällt nach einigen Stunden unter Schweißausbrüchen wieder ab. Während des Fiebers bekommt der Patient Übelkeit, Kopfschmerzen oder Schmerzen in Operationsnarben, fühlt sich aber nach der Entfieberung wie neugeboren und schmerzfrei. Selbstverständlich werden die Herzfunktion und der Allgemeinzustand regelmäßig kontrolliert. Da das Fieber auch alte Schwächen des Immunsystems aufdeckt, entstehen gelegentlich Lippenbläschen (Herpes labialis).

Kontraindikationen für eine Fiebertherapie sind: Herzrhythmusstörungen, Angina pectoris, Myocardinsuffizienz.

Eigentlich ist das Prinzip der Nutzung des Fiebers als Stärkungsmittel und Gesundheitsförderer seit Jahrtausenden bekannt, nur ist es leider in der modernen Medizin in Vergessenheit geraten. Dabei liegt der große Nutzen der Fiebertherapie neben den nachweisbaren immunologischen Reaktionen in seinen vernachlässigbaren Nebenwirkungen und seinem ganz geringen Preis.

Ozon-Sauerstoff-Therapie

Die Behandlung von krebskranken Patienten mit Ozon ist eine wichtige ergänzende Möglichkeit.

Natürlicher Sauerstoff besteht aus zwei Atomen. Durch eine elektrische Entladung wird ein Teil dieses Sauerstoffs in ein Molekül mit drei Atomen umgewandelt. Das ist Ozon (O_3), ein schwach riechendes Gas. Es gibt keine Einatmung in der Therapie, da Ozon toxisch auf das Epithel der Atemwege wirkt. In den Organismus gelangt dieses Ozon jetzt entweder durch intramuskuläre Injektionen des reinen Sauerstoff-Ozon-Gemisches oder gebunden an das eigene Blut.

Hier spaltet es sich dann wiederum in molekularen Sauerstoff und hinterläßt ein sehr reaktionsfreudiges O-Atom, welches den veränderten und den Organismus störenden und vergiftenden Gärungsstoffwechsel von Krebszellen attackiert und somit eine gestörte Zellatmung rückgängig macht.

Eine Sauerstoff-Ozon-Therapie ist eine wertvolle Kombination zur Mistel- und Thymus-Therapie und sollte besonders bei Darmkrebs, Lungenkrebs und Lungenmetastasen sowie Lebermetastasen angewandt werden.

Bei colorektalen Tumoren und bei Lebermetastasen gibt es außerdem die Möglichkeit der Darminsufflation mit Ozon.

Andere Therapiemöglichkeiten mit Sauerstoff sind:
– die Hämatogene Oxydationstherapie (HOT)
– intravenöse Sauerstoff-Insufflation nach Regelsberger
– Krebs-Mehrschritt-Therapie nach Professor Manfred von Ardenne
– Inhalationstherapien mit ionisiertem Sauerstoff.

Nach dem derzeitigen Stand der Forschungen läßt sich nicht sagen, welche der angegebenen Sauerstoff-Therapien die wirkungsvollste ist – einen wichtigen Beitrag leisten sie alle in der Behandlung des Krebses.

Biomodulatoren = Biological Response Modifiers

Das National Cansas Institute, Bethesda/USA, definiert 1981 den Begriff folgendermaßen:

Substanzen oder Maßnahmen, die die Beziehung zwischen Tumor und Wirt verändern durch Modulation der biologischen Reaktionen des Wirts gegen dessen Tumor mit resultierendem therapeutischen Effekt. Damit sind eine Vielzahl von Substanzen gemeint, die Immunreaktionen gegen den Tumor auslösen und sein Wachstum hemmen (Zxytotoxizität).

Die Mistel und Thymus-Faktoren gehören z. B. zu den biologischen Response Modifiers (BRM).
Ebenso Präparate, die aus Peptical-Fraktionen bestehen wie Faktor AF 2, Ney-Tumorin, Polyerga u. a. m.
Andere BRM-Substanzen sind Interferone (IF), Interleukinde (I L 1/2/4) und der Tumor-Nekrose-Faktor (TNF).

Interleukine

sind von den T-Lymphozyten nach Antigenkontakt freigesetzte Wachstumsfaktoren, die besonders die Freßzellen (Phargozyten) aktivieren.

Interferone (IF)

Heute sind bereits 30 verschiedene Interferone bekannt. Es sind Mediatorsubstanzen = Botenstoffe. Sie werden produziert von verschiedenen Körperzellen als körpereigene chemische Substanzen und aktivieren die T-Lymphozyten und Makrophagen. Chemisch hergestellt ist der BRM Interferon am längsten am Menschen erprobt. Derzeit lassen sich hohe Erwartungen jedoch noch nicht erfüllen. In der Klinik relevant ist diese Substanz z. Z. nur bei der recht seltenen Haarzell-Leukämie.

Tumor-Nekrose-Faktor (TNF)

Der TNF ist ein spezielles Protein, das von den Freßzellen ausgeschieden wird, wenn diese versuchen, eine Krebszelle zu umzingeln und zu zerlegen. Es dient zur Aktivierung der T-Helfer-Lymphozyten.

Aus den Krebsforschungszentren kommen noch weitere neue Hoffnungsträger:

die Monoklonalen Antikörper (= MOAB).

Ein monoklonaler Antikörper ist eine Vereinigung eines Leukozyten mit einer Krebszelle, aus der sich eine neue Zelle entwickelt. Diese Zelle kann in kürzester Zeit neue Antikörper bilden, welche sich dann gegen spezifische Krebszellen richten. Diese neu produzierten Antikörper können im Körper alle gleichartigen Krebszellen markieren. Damit könnte man aufspüren, wo sich im Körper überall entartete Zellen gleicher Struktur versteckt halten. Man hofft, daß in einiger Zeit

die Forschung so weit ist, daß die monoklonalen Antikörper Krebs-
gifte direkt zu den kranken Zellen transportieren und sie somit vernichten.

Therapiekonzept

Auch wenn wir an dieser Stelle ein Therapiekonzept vorstellen, möchten wir noch einmal grundsätzlich betonen, daß jeder Krebserkrankte
individuell behandelt werden sollte. Wir beginnen die biologische
Krebs-Nachbehandlung mit einer Infusionstherapie (Mistelpräparat
Vysorel/Isorel A, M oder P) dreimal wöchentlich, siehe Schema Seite
58). Weiterhin setzen wir ein: Ozon-Sauerstoff-Therapie in den verschiedenen Applikationsarten, Thymus(THX)-Therapie und Fieber-
Therapie.
Als orale Medikation empfehlen wir Bromelain, Wobe Mugos, Zinko-
rotat, Ascorbinsäure, Selen-Präparate, Vitamin-Präparate und spezielle homöopathische Konstitutionsmittel. Außerdem empfehlen wir
die in der ganzheitlichen Medizin üblichen Ausleitungsmethoden über
den Darm, die Niere, die Haut und die Lymphe.
Bei jedem Krebskranken raten wir zu einer Umstellung auf vitalstoffreiche Vollwertkost und zu einer Darmsanierung. Erfolgversprechend
ist jedoch die Kombination einer biologischen Krebsnachbehandlung
mit einer psychologischen Betreuung und mit dem Erlernen von ganz
speziellen Entspannungsmethoden.

Aktive Entspannungsübungen – Simonton-Methode

(Dr. med. Peter Wolf)

»Die heilende Kraft der Imagination« (Achterberg, 1987)

Mit der Diagnose Krebs verbindet fast jeder Tod, Unheilbarkeit, Unheimliches, oft sogar die Angst, angesteckt zu werden.

»Krebs ist in unserer Gesellschaft eine Krankheit, die ›sehr große negative Emotionen‹ hervorruft – bei allen Beteiligten: beim Patienten, seiner Familie, seinen Ärzten, seiner Umgebung.« (Pohler, Gerald: Krebs und seelischer Konflikt)

Darin wird weiter ausgeführt: *»Ein Wechselspiel beginnt: Je besser der Patient psychisch mit der Diagnose und seiner Situation zurechtkommt, desto günstiger ist auch seine körperliche Ausgangssituation für die erforderliche Therapie, desto besser funktionieren seine Abwehrkräfte, desto größer sind seine Heilungschancen.«*

Viele erfahrene Krebsspezialisten berichten über Menschen, die durch die Mobilisierung ihres Lebenswillens und positiven Denkens die Krankheit in Schach gehalten und überlebt haben. Vermutlich haben diese Menschen länger gelebt, als ihnen prognostiziert wurde. Auch wird berichtet, daß Menschen sehr schnell starben, schneller als man annahm, wenn sie psychische Rückschläge erlitten, wie z.B. Tod eines nächsten Angehörigen, Trennung, Arbeitsplatzverlust usw.

Auch die Vorhersage des Arztes kann den Tod beschleunigen. Viele von uns wissen, daß oft bei Krebspatienten gesagt wird: »Er lebt höchstens noch drei Monate!« Es ist erstaunlich, wie sich ein großer Prozentsatz dieser Vorhersage bewahrheitet. Die Kraft der ärztlichen Vorhersage sollte nicht dazu benutzt werden, den Krebskranken zu entmutigen, sondern er sollte positiv motiviert werden.

Positive Gefühle können mithelfen, daß neue Krebsgeschwülste verhindert werden, Tumore verschwinden, Metastasen beseitigt werden. Die Untersuchungen auf diesem Gebiet in vielen Ländern sind zum festen Bestandteil der modernen Krebsforschung geworden.

Entspannungsübungen, Visualisierungstechniken, Phantasieübungen, Meditationen und Psychotherapie sind einige der vielfältigen Möglichkeiten, dem Krebspatienten zu helfen.

Der Körper ist durch seine enge Verbindung mit den seelischen Mechanismen in der Lage, bösartige Zellproduktionen zu beschleunigen oder zu verringern. Er hat auch die Möglichkeit, Tumore, Metastasen und Zellen zu vernichten. In vielfältigen Veröffentlichungen wird darüber berichtet, daß es Krebspatienten gelungen ist, ihrer Krankheit Einhalt zu gebieten, sie zu beseitigen und bis heute ohne neue Erkrankungen zu leben. Indem der Mensch versucht, seine psychischen Streßfaktoren zu minimieren oder zu beseitigen, werden Energien frei, die das Abwehrsystem braucht, um die Krankheit zu bekämpfen.

Es gibt in den letzten Jahren vielfältige Methoden der Entspannungstherapie, Visualisierung und Krebspsychotherapie. An dieser Stelle möchte ich mich auseinandersetzen mit der Simonton-Methode. In den USA hat das Ehepaar Carl und Stephanie Simonton diese Methode entwickelt. Er ist Krebsspezialist, sie ist Psychologin. Beide haben sie bis zur Trennung ein Krebsforschungs- und Beratungscenter in Texas geleitet. Beide haben sie das Buch geschrieben »Wieder gesund werden«. Die von Simonton angewandten Techniken sind eine Kombination von Entspannungs- und Visualisierungstechniken.

Bei der Visualisierungsmethode versucht sich der Patient die Krebsgeschwulst bildlich vorzustellen und zu beobachten, wie sie durch das körpereigene Abwehrsystem zerstört wird. Dies geschieht in einem entspannten Zustand mit geschlossenen Augen. Die Patienten stellen sich z.B. die Krebszellen als klein und hilflos und deren Attackierung durch das Immunsystem als stark und effektiv vor. Der Patient erstellt sich auf diese Weise ein Bild, auf dem er sieht, wie sein Körper gegen seine Krebsgeschwulst ankämpft.

So kann er versuchen, sich die weißen Blutkörperchen bei der Vernichtung der Krebszellen vorzustellen, wie sie alle kranken Zellen zerstören und aus dem Körper hinauswerfen.

Der Basistext (gemäß Simonton et al. 1982, S. 179–184) ist im folgenden bis auf Punkt 11 genau wiedergegeben.

1. Ziehe dich in ein stilles Zimmer mit gedämpftem Licht zurück. Schließe die Tür. Mach' es dir auf einem Stuhl oder in einem Sessel bequem. Achte darauf, daß beide Fußsohlen ganz den Boden berühren. Schließe die Augen.

2. Rufe dir ins Bewußtsein, daß du atmest.

3. Atme ein paarmal tief ein und jedesmal, wenn du ausatmest, sprich im Stillen das Wort »entspanne«.

4. Konzentriere dich auf dein Gesicht und spüre die Spannung im Gesicht und um die Augen. Stelle dir diese Spannung bildlich vor – als Seil mit einem Knoten oder als geballte Faust – und dann stelle dir weiter bildlich vor, wie sie lockerer und lockerer wird, bis sie einem schlaffen Gummiband oder einem leeren Handschuh gleicht.

5. Fühle, wie sich dein Gesicht und deine Augen entspannen. Fühle, wie die Entspannung sich wie eine Welle über deinem Körper ausbreitet.

6. Presse die Augenlider fest aufeinander und spanne dabei deine Gesichtsmuskeln. Nun entspanne sie wieder. Jetzt spüre, wie sich die Entspannung deinem ganzen Körper mitteilt.

7. Nun gleite langsam Stück für Stück an deinem Körper entlang: Kiefer, Hals, Schulter, Rücken, Ober- und Unterarme, Hände, Brust, Bauch, Unterleib, Oberschenkel, Waden, Füße, bis jeder Körperteil völlig entspannt ist. Stelle dir jedesmal die Spannung bildlich vor. Und nun stelle dir vor, wie sie sich langsam löst. Nun bist du entspannt.

8. Nun stelle dir vor, du befindest dich in einer schönen Gegend, wo immer es dir gefällt. Male dir in deiner Vorstellung die Farben, die Geräusche und die Beschaffenheit dieser Landschaft in allen Einzelheiten aus.

9. Stelle dir zwei, drei Minuten vor, wie du völlig gelöst an diesem schönen Ort verweilst.

10. Dann stelle dir den Krebs entweder in seiner wirklichen oder in einer symbolischen Gestalt vor. Denke daran, daß unser Körper im Laufe seines Lebens krebsige Zellen zu Tausenden zerstört. Während du dir den Krebs vorstellst, mache dir klar, daß dein körpereigenes Abwehrsystem seine natürliche Funktionsfähigkeit zurückerhalten muß, wenn du genesen willst.

11. Wir haben diesen Punkt verändert, weil wir der Annahme sind, daß eine Chemotherapie für viele Krebspatienten nicht angezeigt ist.

Wirst du zur Zeit mit Infusionstherapie (Mistel-Vysorel) behandelt, so stelle dir vor, wie sich die Behandlung in deinem Körper auswirkt. Stelle dir vor, wie die Mistel den Tumor angreift, die Substanz um den Tumor so verbessert, daß der Tumor ausgetrocknet, abgeschnürt wird. Stelle dir weiter vor, wie die Mistel in deinen Körper und deine Blutbahn eindringt. Stell dir vor, daß das Medikament wie ein Gift für Krebszellen wirkt. Die normalen Zellen sind intelligent und stark und nehmen diese Botschaft zur Stärkung auf. Die Krebszelle dagegen ist schwach und so ist es leicht, sie abzutöten. Sie stirbt ab und wird aus dem Körper hinausgeschwemmt (gilt auch für andere Therapieformen).

12. Stelle dir bildlich vor, wie sich deine weißen Blutkörperchen in jene Körperzonen begeben, wo sich Krebs gebildet hat, wie sie die Zellen entdecken und zerstören – ein riesiges Heer von weißen Blutkörperchen. Sie sind sehr stark und angriffslustig, lebhaft, gewandt. Die Krebszellen können nichts gegen sie ausrichten. Die weißen Blutkörperchen gewinnen die Schlacht.

13. Stelle dir bildlich vor, wie der Krebs schrumpft. Sieh es vor dir, wie die abgestorbenen Zellen von den weißen Blutkörperchen fortgetragen werden und durch Leber und Nieren mit dem Urin und dem Stuhl aus dem Körper gespült werden.

– Dies ist eine Erwartung, die von dir gewünschte Entwicklung.

– Stelle dir den schrumpfenden Krebs so lange vor, bis er völlig verschwunden ist.

– Sieh dich jetzt selbst mit Energie und stärkerem Willen. Du fühlst dich im Kreis deiner Familie geliebt und geborgen, während der Krebs schrumpft und schließlich verschwindet.

14. Leidest du an irgendwelchen Schmerzen, dann stelle dir vor, wie das Heer der weißen Blutkörperchen an jene Stelle strömt und den Schmerz besänftigt. Welches Problem dir auch zusetzen mag, erteile deinem Körper den Befehl, sich selbst zu heilen. Stelle es dir bildlich vor, wie dein Körper gesund wird.

15. Sieh dich selber von Leiden befreit, voll Energie und gesund.

16. Stelle dir bildlich vor, wie du deine Lebensziele erreichst, daß es deinen Familienangehörigen gut geht, daß sich die Beziehungen zu den Menschen vertiefen. Wenn du zwingende Gründe für deinen Wunsch hast, gesund zu werden, dann werden dir diese helfen, tatsächlich gesund zu werden. Nutze daher diese Minuten, um zu klären, was dir in deinem Leben wirklich wichtig ist.

17. Klopfe dir im Geist lobend für deine persönliche Mitarbeit bei deiner Heilung auf die Schulter. Stelle dir vor, wie du diese Übung dreimal täglich durchführst und dem Geschehen gegenüber bewußt und wachsam bleibst.

18. Lockere jetzt deine Augenlider und werde dir wieder bewußt, daß du dich in deinem Zimmer befindest.

19. Öffne die Augen. Du bist jetzt wieder bereit, deinen gewohnten Tätigkeiten nachzugehen.

Es gibt sehr viele Forscher, die mit dieser Methode gearbeitet haben. Alle berichten, daß folgende Ziele durch den Einsatz von Hypnose, Entspannungs- und Imaginationsverfahren erreicht werden können.

1. Erhöhung der Lebenserwartung,
2. Verminderung des Bedarfs an Analgetika und Narkotika,
3. Verkürzung des Krankenhausaufenthaltes,
4. Erhöhung der Toleranz von Strahlen- und Chemotherapie,
5. Reduktion der Zahl nötiger palliativer Eingriffe und
6. weniger depressive Reaktionen.

Weiterhin zeigen Demster und Mitarbeiter 1976 an einigen Fallbeispielen auf, daß es möglich ist, Nebenwirkungen der Tumorpatienten durch hypnotische Technik und Autosuggestion zu reduzieren.

Auch in unserer Praxis haben wir Forschungsarbeiten übernommen, indem wir die Effektivität der Simonton-Methode zusammen mit unserem ganzheitlichen Therapiekonzept vergleichen.

Die ersten Ergebnisse lassen darauf schließen, daß sich die Schlußfolgerungen auch anderer Autoren bestätigen lassen.

Durch Imaginationsverfahren und Hypnosetechniken kann die Wirkung von biologischen Medikamenten entscheidend verbessert werden, weiterhin verringern sich evtl. vorhandene Schmerzen und die Überlebenschancen erhöhen sich.

Le Shan (1982) warnt die Therapeuten vor falschen Hoffnungen: Er sagt, daß bei diesen Patienten (Terminalstadium) Psychotherapie nur im günstigsten Fall zur »Heilung« oder zur Remission des Tumors beitragen könnte. Therapie mit todkranken Patienten habe sich auf Erweiterung und Befreiung des Selbst (inneres Wachstum) zu richten. Besonders wichtig ist für Le Shan die Therapeuten-Patienten-Beziehung, bei der er viel Wert auf die Ehrlichkeit des Behandelns legt. (Le Shan, L., Psychotherapie gegen den Krebs).

Alle Autoren sind sich einig, daß bei der Krebserkrankung nicht eine einzelne Methode über längere Zeit den Patienten befähigt, die Krankheit zu überstehen. Nur die Vielfalt individuell angewendet bei jedem einzelnen Patienten, befähigt ihn, sich mit der Krankheit aktiv auseinanderzusetzen.

Die Therapie des Krebses sollte kein »Rundumschlag naturheilkundlicher Art« sein, sondern individuell immer wieder auf das Bedürfnis des Erkrankten und seine Probleme abgestimmt sein.

Je feiner diese Abstimmung ist, um so größer ist die Chance, daß der Patient als geheilter Mensch entlassen wird.

Es gibt keine Wundermittel gegen den Krebs, wenn es auch oft in den Medien propagiert wird. Das einzige Wundermittel ist der Patient selbst, der das Phänomen Krebs als eine Chance begreift, sein Leben zu verändern, es selbst in die Hand zu nehmen und einen Arzt und Therapeuten sucht und findet, der mit ihm ein Stück des Weges geht.

Abwehrstärkung durch Ernährung

(Cordula Bruch)

Kaum jemand wird heute noch leugnen, daß eine ausgewogene Ernährung zu einer Verbesserung der Leistungen des Immunsystems führt. Oft frage ich mich, warum die Menschen so wenig Energien aufbringen können, sich mit gesunden, naturgemäßen Ernährungsmöglichkeiten zu befassen – reichen neue persönliche Erkenntnisse auf diesem Gebiet doch für ein ganzes Leben und werden zudem noch an die Kinder weitergegeben! Die einfachste Hürde, die genommen werden kann auf dem Wege einer »aktiven Krebstherapie«, ist, der Ernährung mehr Beachtung zu widmen. Eine ausgewogene Vollwertkost enthält alle Vitalstoffe, wie Eiweiß, Mineralien und Spurenelemente in dem natürlichen Verhältnis, regt den Stoffwechsel an und verbessert die Zellatmung. Beides wird von Krebszellen gefürchtet: Sie fühlen sich nicht wohl in der Umgebung eines stoffwechselaktiven Gewebes und von Sauerstoff, das heißt Zellatmung ist ihr Feind.

Die Rote Bete

Die Rote Bete steigert die Zellatmung um bis zu 400% und wirkt regulierend auf die Leukozyten. Die Heilwirkung geht auf ihren Reichtum an wichtigen Vitaminen, Mineralstoffen und Spurenelementen und hauptsächlich auf den roten Farbstoff = Anthocyan zurück. Dieser ist auch enthalten in schwarzen Johannisbeeren, Heidelbeeren, Brombeeren, Holunderbeeren, Sauerkirschen und roten Trauben.

Die Milchsäure

Ein weiterer wichtiger Bestandteil der Nahrung sollte die Milchsäure sein. In unserem Organismus bilden sich zwei verschiedene Arten von Milchsäure: Die linksdrehende = D (–)-Milchsäure, die als giftige Form gilt, zur Zellgärung führt und besonders im Krebsgeschehen vermehrt auftritt, und die rechtsdrehende = L (+)-Milchsäure.
Diese Milchsäure entsteht bei jeder Muskelarbeit als Zwischenprodukt im Stoffwechsel und wirkt als Aktivator für die Zellatmung.

Sie wissen bereits, daß sich ein Tumorgewebe durch geschädigte Zellatmung auszeichnet: Es befindet sich in einem Gärungszustand. Die Gabe von L (+)-Milchsäure löst diesen Gärungsprozeß, fördert die Entgiftungsfunktionen und erhöht die Widerstandskraft des Körpers.
Sie ist enthalten in Bioghurt, Quark, Buttermilch, Kefir oder in milchsauer vergorenem Gemüse wie Sauerkraut, Gurken, Bohnen.

Vitamin C

Vitamin C = Ascorbinsäure steigert ebenfalls wie die L (+)-Milchsäure die Zellatmung. Außerdem verhindert Vitamin C die Bildung von Nitrosaminen. Nitrosamine sind kanzerogene Stoffe (= krebserzeugend), die aus Nitrit in der Mundhöhle gebildet werden und eine Entstehung von Magenkrebs begünstigen. Vitamin C gilt als »Radikalenfänger«.
Eine Theorie besagt, daß im Zusammenhang mit Krebs »freie Radikale« auftreten. Diese stören das Innenleben einzelner Zellen erheblich, im Sinne einer veränderten intensiveren Teilung und Veränderung ihrer Zellmembranen.
Vitamin C kann diese, die Zelle stark irritierenden Aktionen der freien Radikalen aufheben: Man sagt, Vitamin C hat ein »Redoxpotential«.
Vitamin-C-haltig sind: Kiwis, Hagebutten, Johannisbeeren, Sanddorn – die altbekannte Zitrone oder Apfelsine hat nur einen geringen Vitamin-C-Gehalt – Paprika, Petersilie, Kresse, Meerrettich, Porree, Radieschen, Rettich, Sellerie, Zwiebeln, Endivien.

Vitamin E

Das Vitamin E hat ebenso wie Vitamin C ein »Redoxpotential« und bietet damit Schutz vor krebserzeugenden Substanzen, besonders vor nahrungsmittelbedingten Karzinomen.
Vitamin-E-haltig sind kaltgepreßte, unraffinierte Speiseöle, wie Sonnenblumenöl und Weizenkeimöl.

Vitamin A und Provitamin A

Krebskranke haben einen stark vermehrten Vitamin-A-Bedarf. Diese Vitamine sind sehr wichtig für ein normales Zellwachstum und eine Zelldifferenzierung. Auch haben sie Einfluß auf die Bildung von Zellmembranen (durch die Synthese von Glykolipiden und Glykoproteinen). Ein Mangel führt demnach zu Veränderungen der Zellmembranen, wie wir es im Krebsgeschehen finden. Besonders betroffen davon sind Epithelzellen, also Zellen der Haut und Schleimhaut und solche, die die verschiedenen Körpertrakte auskleiden. Epithelzellen haben die Eigenschaft, sich schnell zu teilen. Durch Vitamin-A-Mangel in der Nahrung teilen sich diese Zellen nun besonders schnell, und es entwickelt sich z.B. ein Blasen- oder Darmkrebs.

Die therapeutischen Gaben von Vitamin A bewirken, daß die cytotoxischen und T-Killer-Lymphozyten vermehrt entstehen, um maligne gewordene Zellen aufzuspüren.

Vitamin A ist enthalten in grünen Pflanzen, Karotten, Spinat, Sanddorn, Tomaten, auch in Milch und Butter.

Zur medikamentösen Gabe von Vitamin A gehört eine regelmäßige Kontrolle, da hierbei eine Überdosierung möglich ist.

Die Bedeutung der Spurenelemente für die Abwehrfunktion

Spurenelemente sind Elemente, die in sehr geringen »Spuren« im menschlichen Körper vorkommen. Einige davon haben eine physiologische Bedeutung. Sie sind essentiell (= lebensnotwendig), ein Entzug führt zu Mangelerscheinungen. Die vermehrte Zufuhr z.B. infolge von Umweltverschmutzung kann schädlich wirken. Heute weiß man, daß jeder stärkere Spurenelementmangel aber ebenso ein im toxischen (= giftigen) Bereich liegender Überschuß zu eine Schwächung des Immunsystems führt. Es ist aber bei einigen Spurenelementen im Detail noch nicht bekannt, wie sie das Immunsystem beeinflussen.

Positiv auf das Immunsystem wirken: Zink, Kupfer, Eisen, Mangan, Selen, Silizium, Germanium, Lithium, Jod, Bor, Molybdän, wenn der Organismus optimal versorgt wird.

Bei erhöhter Konzentration negativ wirkend sind: Blei, Cadmium, Kobalt, Gold, Nickel, Platin, Quecksilber, Silber, Zinn, Titan.

Aufgenommen werden Spurenelemente besonders durch kohlensäurefreies Mineralwasser, die Nahrung und die Atemluft.

Zink

Der Zinkspiegel ist bei Krebskranken erniedrigt. Zinkmangel führt zu einer Funktionsabnahme und Unterentwicklung der Immunorgane.

Zink ist wichtig für die Phagozytose, d. h. die Abwehrfunktion der Granulozyten. Außerdem regt Zink die Bildung von Thymushormonen an, führt zu einer Erhöhung der T-Lymphozyten-Zellzahl und Antikörper. Ein Drittel des täglichen Eigenbedarfs braucht der Mensch in Form von Zink, von der im Körper vorhandenen Gesamtmenge von 2–4 Gramm enthalten die Erythrozyten (rote Blutkörperchen) am meisten. Streß jeglicher Art führt zu übermäßigen Zinkverlusten im Urin. Dies wäre eine direkte Erklärung dafür, warum die Immunabwehr durch großen Kummer und Streß stark geschwächt wird – und daraus folgend das Krebsrisiko steigt.

Die Wirkung des Zinks steht in unmittelbarem Zusammenhang mit Vitamin A.

Zinkhaltig sind: Karotten, Getreide, Haferflocken, Blumenkohl.

Selen

In der Bundesrepublik Deutschland wird seit etwa zehn Jahren ein zunehmender Abfall der Blutselenwerte beobachtet.

Krebspatienten haben praktisch immer erhebliche Selen-Defizite, die durch die Behandlung mit Zytostatika noch deutlicher werden. Selen erhöht die körpereigene Resistenz gegen Umweltgifte und Antigene. Es schützt vor dem toxischen Einfluß von Schwermetallen und Blei,

Cadmium und Quecksilber, die in der Nahrung und in der Umwelt vorhanden sind.

Es fördert weiterhin die Funktion fast aller Organe, besonders von Herz, Leber und Muskeln und verlangsamt den Alterungsprozeß.

Selen wirkt krebsschützend, verhindert die schnelle Teilung von Krebszellen und hemmt deren Malignität = Bösartigkeit. Es verursacht eine Immunstimulation durch die verstärkte Produktion von Antikörpern und mindert die schädlichen Nebenwirkungen einer Chemotherapie, außerdem wirkt es entzündungshemmend.

Die Aktivität des Seleniums erhöht sich zusammen mit Vitamin E. Selen ist ein »Antioxydans«. Bei der Energiegewinnung im Körper entstehen als Endprodukte Peroxyde.

Auch die Umwelt produziert Peroxyde, die wir dann z.B. einatmen. Es sind Zellgifte, sie schädigen Zellmembranen und sind somit krebsfördernd. Selen kann zusammen mit Vitamin E dem Enzym Gluthation-Peroxydase helfen, diese Peroxyde zu entgiften und in harmlose Stoffe umzuwandeln.

Diskutiert wird heute die Brustkrebshäufigkeit in selenarmen Gegenden mit selenarmen Böden. Menschen beziehen ihr Selen aus Pflanzen oder pflanzenfressenden Tieren, die demzufolge einen niedrigen Gehalt aufweisen.

Frau Dr. Wilson, Ernährungswissenschaftlerin der University of California, San Francisco, führt die Beobachtung, daß Asiatinnen weitaus seltener an Brustkrebs erkranken, auf die Menge der Selenzufuhr zurück.

Besonders selenhaltig sind Hülsenfrüchte, Sesamsamen und Kokosnüsse.

Die krebsvorbeugende Wirkung des Selens ist keine neue Theorie. 1912 empfahl der französische Arzt P. Dalbert diese Spurenelemente schon in der Krebsbehandlung.

Der Darm und seine Auswirkungen auf das Immunsystem

Der Darm nimmt im menschlichen Organismus eine Schlüsselrolle ein. Die Vorstellung, daß die Körperoberfläche des Menschen 1,5 m^2 beträgt und die des Darmes 300 m^2, macht dieses deutlich. Diese so große innere Oberfläche des Darmes ist besiedelt von einer erstaunlichen Anzahl verschiedener Bakterienspezies.

Hier findet normalerweise ein intensiver Kontakt mit den Stoffen aus der Nahrung statt, die Schleimhaut ist eine Barriere gegen eine Belastung des Darmes mit Fremdstoffen und Nahrungsgiften. Aus diesem Grunde findet sich im Darmtrakt das größte Immunsystem unseres Körpers. Leider legen viele Behandlungsansätze der Medizin keinen Wert auf unsere gesunde Darmflora.

Behandlungen mit Antibiotika, Sulfonamiden, Corticoiden, Abführmitteln verändern das Darmmilieu folgenschwer.

Die Folge davon sind einerseits Resorptions- und Stoffwechselstörungen, Gärungs- und Fäulnisprozesse durch Veränderungen in der Symbiose mit den Darmbakterien (Dysbiose) und andererseits Immunschwächen.

Bei der reduzierten Leistungskapazität einer dysbiotischen Darmflora kommt es zu einem vermehrten Krebsrisiko und zu vermehrter Infektanfälligkeit.

Demzufolge liegt es nahe, daß im Falle einer Krebskrankheit einem physiologischen Darmmilieu viel Beachtung gegeben werden sollte. Normale Darmverhältnisse werden wiederhergestellt durch Medikamente, die die fehlenden Bakterienstämme substituieren. Zu diesen Präparaten gehören: Symbioflor 0, 1, 2, Mutaflor, Hylak, Hylak forte, Colibiogen, Omniflora. Ebenso sorgt eine ausgewogene Ernährung mit einem möglichst hohen Rohkost-Anteil dafür, die natürliche Darmflora wieder herzustellen und diese zu erhalten.

Ernährung

Ein großer Teil dieses Buches ist der Ernährung gewidmet. Viele Krankheiten wie z.B. Rheuma, Gicht, Herz-Kreislauf-Erkrankungen, grippale Infekte, Lungenentzündungen können viel schneller, intensiver, nebenwirkungsfreier durch Fasten und Ernährungsumstellung bewältigt werden.

Schauen wir uns die Tiere an, wie diese mit Krankheit umgehen, so können wir feststellen, daß sich ein krankes Tier zurückzieht, nicht mehr frißt, ganz wenig trinkt, so lange fastet, bis es merkt, daß es auf dem Weg der Genesung ist und dann wieder langsam anfängt zu fressen.

Hippokrates, der Vater der ärztlichen Wissenschaft, äußerte sich vor 2500 Jahren folgendermaßen zu diesem Thema:

»Deine Nahrung soll deine Medizin sein. Deine Medizin soll deine Nahrung sein.«

Er empfahl zur Verbesserung des Gesundheitszustandes: Fasten, um den Blutstrom zu reinigen; Rohkost, um die Zellen mit lebender Nahrung zu versorgen; Wärme und Massagen, frische Luft und reines Wasser. Außerdem hatte er auch den Anteil der psychischen Faktoren bei der Entstehung der Krankheit gesehen, denn er empfahl den Menschen, angst- und furchtauslösende Situationen zu vermeiden.

Die größten Schwierigkeiten bei der Therapie von Krebserkrankungen bestehen für den Arzt und Heilpraktiker in der Umstellung der Ernährungsweise und in der Umstellung der Umgangsweise mit den psychischen Energien der Erkrankten.

Ernährung scheint in der heutigen Zeit ein goldenes Kalb zu sein, über das viel geredet und viel geschrieben wird.

Jeder weiß, daß wir mit dem enormen Fleischverzehr immense Umweltvernichtung betreiben. Aber die Konsequenzen aus dieser Fehlernährung wird erst in den letzten Jahren zunehmend gezogen.

Die Schwierigkeit, die Ernährung umzustellen, besteht darin, daß diejenigen, die für den Haushalt zuständig sind, und das sind meistens Frauen, von ihren Müttern eine falsche Botschaft mitbekommen haben. Diese Botschaft zu verändern bedeutet für Frauen oft eine Auseinandersetzung mit Tradition, mit den Ansprüchen der Mutter, mit den Ansprüchen der Gesellschaft, »eine gute Frau, eine gute Köchin, eine gute Mutter« zu sein.

Lebensmittel so zuzubereiten, daß sie unser Leben erhalten, unsere Gesundheit verbessern und Krankheiten vorbeugen, ist eine Kunst, die leider in den letzten hundert Jahren vollkommen verlorengegangen ist.

Vitalstoffreiche Vollwertkost, was ist das?

(Axel Meyer)

In den letzten Jahren hat das Wort »Vollwertkost« durch die Medien sowie eine Vielzahl von Veröffentlichungen Karriere gemacht. Doch was verbirgt sich hinter dieser neuen Wortschöpfung, auf die jeder, der sich bewußt mit Ernährung auseinandersetzt, unweigerlich stößt? Zunächst sei gesagt, daß wirklich nur die Wortzusammensetzung neu ist, jedoch nicht die Ernährung, die es bezeichnet. Vollwertkost ist zum Begriff für eine ursprüngliche Ernährungsweise geworden, die sich von der zur Zeit normalen primär darin unterscheidet, daß möglichst nur naturbelassene, unverfälschte Lebensmittel verwendet werden. Da die konventionelle Normalkost in erster Linie aus denaturierten, konservierten und präparierten Nahrungsmitteln besteht, ist der Unterschied zwischen Vollwertkost und »Nullwertkost« gravierend.

Als Mitte der 70er Jahre die ersten Naturkostläden eröffneten und sich ganz allmählich ein »neues« Ernährungsbewußtsein entwickelte, geschah dies aus Einsicht und Verständnis um die Ganzheit aller Dinge. »Dein Körper ist Dein Tempel« ist ein Leitsatz gewesen, der viele Menschen auf dem Weg geistiger und körperlicher Reinigung begleitet hat. Dieser Entwicklungsprozeß war eine Rückbesinnung auf alles Ursprüngliche und umfaßte neben der Ernährung auch die verschiedensten Techniken der Körperbeherrschung sowie die Auseinandersetzung mit vergessenen Religionen und fremden Weltanschauungen. Getragen von dem Gedanken »Alles ist eins« entwickelte sich ein Körperbewußtsein, das die Erfahrung einer neuen Lebensqualität ermöglichte. Auf den eigenen Körper hören und seine Signale verstehen zu lernen wurde als kreativer Prozeß und eigentliche Lebensaufgabe betrachtet.

Während damals die Motivation für eine Ernährungsumstellung eher ganzheitlicher Natur war, so ändern heute die meisten Menschen – bedingt durch die zunehmend schlechter werdenden Umweltbedingungen und die damit verbundene exponentielle Zunahme der verschiedensten Krankheiten – meist aus einer Notwendigkeit ihrer Ernährungsweise. Solange es uns gut geht, möchten wir möglichst nichts verändern. Erst wenn die Leiden beginnen und auch die schulmedizinischen »Wundermittel« nicht mehr helfen, sorgen wir uns um unseren Körper, sind bereit, unsere alltäglichen Gewohnheiten kritischer zu betrachten und unseren Lebenswandel in Frage zu stellen.

Was liegt da näher, als auf das zu achten, wovon wir uns ernähren. »Du bist, was Du ißt«, mag zwar eine etwas übertriebene Darstellung sein, dennoch trifft sie das Wesentliche. Es wird Ihnen sicher nicht schwer fallen, sich vorzustellen, wie Sie sich nach einem Festtag gefühlt haben, an dem sie übermäßig viel Kuchen und allerlei andere ungesunde Schlemmereien verzehrt haben. Hieran können Sie bereits erkennen, daß dieser Ausspruch etwas Wahres und gleichzeitig Selbstverständliches ausdrückt.

Unsere Nahrung ist in den letzten Jahren immer denaturierter und wertloser geworden, die bereits erwähnten Umweltbedingungen immer schlechter. Deshalb war es noch nie so entscheidend wie heute, gesunde, naturbelassene Lebensmittel zu essen. Die vitalstoffreiche Vollwertkost ist eine Ernährungsweise, bei der – wie der Name bereits verrät – vollwertige, vitalstoffreiche Lebensmittel im Vordergrund stehen. Welche Lebensmittel vollwertig und welche minderwertig sind, ist durch die mittlerweile breite Angebotspalette für einen Laien oft schwer zu beurteilen. Im wesentlichen kommt es jedoch darauf an, daß unsere Nahrung naturbelassen bzw. so natürlich wie möglich ist. Dies ist heute leider nur noch bei Obst, Gemüse und Getreide der Fall, welche auf biologisch-dynamische oder biologisch-organische Weise angebaut wurden. Bei diesen Anbaumethoden wird bewußt auf jede Art chemischer Behandlung verzichtet. Unterstützt von organischem Dünger wachsen die Pflanzen – einmal abgesehen von der mittlerweile global verbreiteten Umweltverschmutzung – noch so natürlich wie möglich heran. Diese Pflanzen, in denen alle Vitalstoffe wie Vitamine, Spurenelemente und Mineralien sowie Ballaststoffe in ihrem natürlichen Verhältnis enthalten sind, sollten – ganz besonders bei einer aktiven Krebstherapie – das Fundament unserer Ernährung bilden.

Die Bedeutung der Rohkost

Alle wilden Tiere nehmen seit jeher ihre Nahrung roh zu sich, wodurch sie alle notwendigen Vitalstoffe erhalten und weder Vitamintabletten noch Knoblauchkapseln benötigen.

Der Mensch ist zwar kein wildes Tier – er hat schließlich einen Jahrtausende alten Zivilisationsprozeß hinter sich – dennoch lebt er in einem organischen Gefüge und wird von natürlichen Gesetzmäßigkeiten bestimmt.

Viele Krankheiten, deren Ursachen lange Zeit unbekannt oder umstritten waren, werden zunehmend als Folge einer mangelhaften Ernährung erkannt. Bei Krebs wird dies von der traditionellen Schulmedizin zwar immer noch nicht anerkannt, dennoch ist der Zusammenhang zwischen Ernährung – mit der wir die Abwehrkräfte unseres Körpers stark beeinflussen – und dem Entstehen von Krebs für eine ständig wachsende Zahl führender Wissenschaftler, Professoren und Ärzte längst kein Geheimnis mehr.

Es scheint nicht schwer verständlich, daß ein so sensibler Organismus wie der menschliche Körper nicht überleben kann, wenn er sich von Totem ernährt. Um reibungslos funktionieren zu können und auch den immer bedrohlicheren Umwelteinflüssen gewachsen zu sein, benötigen wir eine lebendige Kost, die unseren Körper mit allen notwendigen Vitalstoffen versorgt. Die allgemein übliche Normalkost besteht jedoch aus Nahrungsmitteln, die fast alle durch industrielle Verfahren so bearbeitet wurden, daß sie völlig denaturiert und somit für unseren Körper wertlos sind.

Nehmen Sie als Beispiel einen natürlich gewachsenen, unbehandelten Apfel, den Sie nur abwaschen und anschließend mit Schale verzehren. In diesem Fall nehmen Sie alle in dem Apfel enthaltenen Vitalstoffe wie Vitamine, Spurenelemente und Mineralien unverändert in sich auf, wodurch Ihr Körper belebt und gestärkt wird. Essen sie hingegen ein Schälchen fertiges Apfelmus, belasten Sie Ihren Körper mehr als daß Sie ihn stärken. Apfelmus wird nicht gerade aus den besten Äpfeln hergestellt, die zudem noch völlig zerkocht, mit Zucker gesüßt und unter Umständen noch mit Geschmacksverstärkern und Farbstoffen angereichert werden. Vitalstoffe wie die luft- und hitzeempfindlichen Vitamine sind vollständig zerstört und anstatt der belebenden Wirkung werden Sie eher Trägheit erfahren.

Unsere Nahrung ist also umso lebendiger, je naturbelassener und frischer sie ist. Jede Veränderung ist meist mit einem Vitalstoff-Verlust verbunden. Bei einer aktiven Krebstherapie ist es daher besonders wichtig, möglichst viel frisches, rohes Obst und Gemüse der Jahreszeit zu essen. Je nach Angebot empfiehlt es sich, einen Blatt- und einen Wurzel-Salat oder eine Kombination aus beidem auf dem Speiseplan stehen zu haben. Im Winter gibt es natürlicherweise mehr Wurzel-Salate, im Sommer mehr Blatt-Salate.

Rohkost-Salate können Sie gut mit verschiedenen Kernen und Keimlingen zubereiten und so variieren, daß jeder einzelne immer anders schmeckt. Versuchen Sie wirklich, soviel Rohkost wie möglich zu essen und immer vor der warmen Speise. Nach etwa einer Woche können Sie bereits eine Veränderung Ihres Wohlbefindens feststellen.

Die Zubereitung der frischen Salate ist natürlich etwas zeitaufwendiger, was Sie jedoch nicht als Arbeit empfinden müssen, sondern als einen kreativen Prozeß erleben können, der Sie motiviert und inspiriert.

Das Frischkorn-Müsli

Bei einer ausgewogenen, vitalstoffreichen Vollwertkost ist das tägliche Frischkorn-Müsli ebenso wichtig wie Rohkost-Salate. Das Frischkorn-Müsli besteht hauptsächlich aus frischem Korn und kann nach Belieben mit Nüssen, Kernen, Sprossen und Obst kombiniert werden. Besonders wichtig hierbei ist, daß die Getreidekörner frisch geschrotet werden. Sie können dann entweder bis zu 10 Stunden in Wasser eingeweicht oder gleich zubereitet werden. Durch eine Quellzeit, die meist über Nacht erfolgt, werden die in den Körnern enthaltenen Vitalstoffe besser aufgeschlossen. Es entsteht jedoch dadurch ein Gärungsprozeß, wodurch das Getreide säuerlicher wird. Dies kann – besonders in der Anfangsphase einer Ernährungsumstellung – zu Unverträglichkeiten führen. Da es hierfür keine allgemeingültigen Regeln gibt, ist ein individuelles Ausprobieren unumgänglich. Frisch geschrotete Getreidekörner, die nur einige Minuten quellen und dann gleich zubereitet werden, sind zwar etwas kerniger, werden jedoch oft besser vertragen.

Hafer, der wesentlich weicher ist als andere Körner, braucht nach dem Schroten gar nicht oder nur kurz zu quellen, da er durch längeres Einweichen auch bitter wird. Er bietet sich auch dann an, wenn Sie es versäumt haben, Ihr Frischkorn am Abend vorzubereiten. Sie sollten jedoch beim Einkauf nur Sprießkorn- oder Nackthafer verlangen, da der entspelzte Hafer bereits wärmegeschädigt ist. Dasselbe gilt für Gerste. Zu Haferflocken und anderen Getreideflocken sollten Sie möglichst gar nicht greifen, da sie zur Konservierung ebenfalls erhitzt und zusätzlich noch entkeimt wurden. Bei diesem Verarbeitungsprozeß werden luft- und hitzeempfindliche Vitalstoffe wie Eiweiß und einige Vitamine völlig zerstört.

Dies mag sich für einen Einsteiger schon recht kompliziert anhören, doch es ist wirklich keine große Kunst und auch nicht sehr aufwendig, sich sein Müsli selbst zuzubereiten. Und wenn Sie diese wenigen Tips beherzigen, werden Sie eine positive Wirkung – ähnlich wie bei der Rohkost – schnell spüren.

Das einzige, was Sie benötigen, um sich Ihr Müsli jeden Tag frisch zusammenstellen zu können, ist eine kleine Getreidemühle, mit der Sie die Körner schroten. Wenn Sie es jedoch kerniger mögen, können Sie auch die ganzen Körner einweichen, keimen lassen und die fertigen Keime und Sprossen als Basis für Ihr Müsli verwenden.

Der Hauptbestandteil ist jedoch immer rohes Getreide wie Weizen, Gerste, Hafer und Roggen, aber auch Hirse, Buchweizen und Reis eignen sich gut. Jede Getreidesorte hat natürlich eine andere Zusammensetzung an Eiweißen, Vitaminen, Mineralstoffen und Spurenelementen. Um den Körper mit allen lebensnotwendigen Vitalstoffen zu versorgen, ist es empfehlenswert, die Getreidesorten öfter zu wechseln oder diese miteinander zu kombinieren.

Die Müsli-Rezepte in diesem Buch sind unter dem Aspekt einer aktiven Krebstherapie zusammengestellt. Das heißt, es wurde möglichst auf Zutaten verzichtet, die stark behandelt werden und belastend wirken. Ein heimisch gewachsener Apfel ist einer Banane, die vom Erzeugerland bis in unsere Supermärkte bis zu siebenmal behandelt wird, immer vorzuziehen. Da Bananen am Müsli aber besonders gut schmecken, sollten Sie in diesem Fall möglichst nur die aus biologisch-organischem Anbau kaufen, die mittlerweile in immer mehr Naturkostläden angeboten werden. Besonders empfehlenswert sind fast alle dunklen Beeren wie schwarze Johannisbeeren, Heidelbeeren, Brombeeren und Holunderbeeren, denen eine Steigerung der Zellatmung nachgesagt wird und die eine blutreinigende Wirkung haben. Auch Früchte mit hohem Vitamin C-Gehalt wie Kiwis und Sanddorn wirken heilungsfördernd. Wenn Sie Sanddornsaft für Ihr Müsli verwenden wollen, sollten Sie darauf achten, daß dieser mit Honig gesüßt ist.

Die Müsli-Rezepte sind entweder mit Bioghurt und Kefir zubereitet, die bei einer aktiven Krebstherapie aufgrund ihrer rechtsdrehenden (L+) Milchsäure anderen Milchprodukten vorzuziehen sind. Im übrigen sollten Sie beim Einkauf Ihrer Lebensmittel Wert darauf legen, daß diese möglichst rein sind, das heißt, naturbelassen und nicht industriell bearbeitet.

Getreidekeimlinge – die kleinen Wunderkörner

Getreide keimen zu lassen ist keine neue Erfindung unserer Zeit, sondern in alten Kulturen schon sehr beliebt gewesen. Die in Vergessenheit geratenen Keime und Sprossen erfahren nur momentan eine Art Renaissance und das hat seinen Grund. In den zarten, frischen Keimen wurde eine hohe Enzymkonzentration entdeckt, die den Stoffwechsel anregt, die natürliche Darmfunktion fördert und die Widerstandsfähigkeit unseres Körpers erhöht.

Die kleinen Wunderkörner haben es also in sich und sind zudem noch leicht selbst zu züchten. Es gibt speziell dafür geschaffene Keimgeräte, doch ein einfaches Einweckglas eignet sich ebenso gut. Als Getreide bietet sich Sprießkorn an, welches sich durch besonders hohe Keimfähigkeit auszeichnet. Es ist in Naturkostläden und Reformhäusern als Sprießkornweizen, -gerste und -hafer erhältlich.

Die Zubereitung

Geben Sie die gewünschten Körner in ein Einweckglas, bedecken Sie sie mit Wasser und lassen sie etwa 12 Stunden quellen. Danach befestigen Sie mit einem Gummiring eine Gaze über dem Glas und gießen das Wasser ab. Das »Keimwasser« eignet sich übrigens hervorragend zum Gießen von Zimmerpflanzen. Das Glas bleibt dann in dieser Schräglage, damit auch das restliche Wasser abtropfen kann. Alle 12 Stunden spülen Sie die Körner einmal gut durch. Nach 1½ Tagen werden die ersten Keime als kleine weiße Punkte sichtbar. Nach weiteren 1½ Tagen sollten sie gegessen werden, da sie dann am besten schmecken und ihr Vitalstoffgehalt am höchsten ist.

Makrobiotische Produkte

Der Begriff »Makrobiotik« kommt vom Griechischen »macro« = groß und »bio« = Lebenskraft. »biotik« ist die Technik der Verjüngung.
Die Makrobiotik ist eine fernöstliche Philosophie, Medizin und Ernährungslehre, die von Professor Oshawa durch mehrere Schriften dem Westen zugänglich gemacht wurde. Die jüngsten Veröffentlichungen über spektakuläre Heilerfolge mit makrobiotischer Kost zeigen, daß es sich hierbei nicht um irgendeine neuartige Mode-Diät handelt, sondern um ein ernstzunehmendes, fundiertes Ernährungssystem, das jedoch viel zu komplex ist, um an dieser Stelle näher erklärt werden zu können. Der makrobiotische Speiseplan besteht in der Regel aus 2/3 gegartem Getreide und 1/3 sautiertem (kurz angedünstetem) Gemüse. Spezielle makrobiotische Produkte wie Tofu, Miso, Tamari, Tahin und Gomasio finden Sie in der Warenkunde auf der Seite 92 näher erläutert. Die makrobiotische Ernährungsweise nimmt aufgrund der Tatsache, daß kaum rohe, unerhitzte Lebensmittel Verwendung finden, eine Sonderstellung ein.

Was Sie unbedingt beherzigen sollten

Wenn Sie die letzten Seiten aufmerksam gelesen haben, sich jedoch noch nie bewußt mit Ernährung auseinandergesetzt haben, wird Ihnen sicher vieles neu und kompliziert erscheinen. Sollte dem so sein, lassen Sie sich nicht entmutigen, denn sobald Sie entschlossen sind, die Verantwortung für Ihr Leben selbst zu übernehmen und Ihren Körper mit einer vernünftigen, gesunden Ernährung aufzubauen, wird sich vieles von allein lösen. Das, was Ihnen jetzt noch schwierig oder gar unrealisierbar erscheinen mag, wird sich schnell – durch ein erhöhtes Wohlbefinden – in Ihr alltägliches Leben integrieren. Das, was Sie jetzt vielleicht noch Überwindung kostet und Disziplin erfordert, ist dasselbe, was Sie schon bald nicht mehr vermissen möchten.

Um Ihnen den Einstieg zu erleichtern, möchte ich an dieser Stelle das Wesentliche noch einmal kurz zusammenfassen:

1. **Eine vernünftige, gesunde Ernährung beginnt bei der Auswahl der Lebensmittel!**

   Wählen Sie beim Einkaufen möglichst nur die zur Zeit beste Nahrung aus. Die teuersten Lebensmittel sind nocht lange nicht die besten. Versuchen Sie möglichst viel Obst, Gemüse und Getreide aus kontrolliert biologischem Anbau zu bekommen. Milchprodukte sollten ebenfalls aus biologischer Tierhaltung stammen.

   Trockenfrüchte, Kerne und Ölsamen (Leinsamen, Mohn) gibt es nur teilweise aus Bio-Anbau.

   Verwenden Sie nur kaltgepreßte *unraffinierte* Pflanzenöle.

2. **Die Zusammenstellung des Speiseplans**

   Geben Sie bei der Zusammenstellung Ihres Speiseplans den gesündesten Zutaten und der schonensten Zubereitungsart den Vorrang. Essen Sie so viel wie möglich Rohkost-Salate aus Blatt- und Wurzelgemüse, heimisches Obst der Jahreszeit, Sonnenblumen- und Kürbiskerne, Nüsse, Mandeln und frischgeschrotetes Getreide im morgendlichen Müsli.

   Für warme Speisen sollten die verschiedenen Getreidesorten die Basis bilden.

Zu Anfang halten Sie sich an den Ernährungsplan auf Seite 90/91 und variieren ihn dann entsprechend Ihren individuellen Bedürfnissen.

3. **Bereiten Sie Ihre Speise liebevoll und bewußt zu!**
Unterschätzen Sie nicht die Art und Weise, in der Sie Ihre Speise zubereiten. Ein hektisch oder zerstreut zubereitetes Essen werden Sie kaum in Ruhe genießen können. Doch genau das ist absolut erforderlich! Nehmen Sie sich deshalb Zeit für die Zubereitung und sehen es als einen kreativen Akt, der dem des Malens oder künstlerischen Gestaltens ähnelt.
Hacken Sie Kräuter und Gemüse nicht wie Brennholz klein, sondern zerschneiden Sie es in respektvoller, dankbarer Haltung. Das wird Ihnen helfen, ein tieferes Verständnis für die natürlichen Kreisläufe und Gesetzmäßigkeiten zu entwickeln.

4. **Gönnen Sie sich Ruhe beim Essen!**
Die gesündeste, ausgewogendste Speise nützt Ihnen wenig, wenn Sie sie nicht in Ruhe und Dankbarkeit verzehren. Lassen Sie sich deshalb genug Zeit und kauen jeden Bissen ganz bewußt.

5. **Essen Sie nicht alles durcheinander!**
Achten Sie darauf, daß Sie für eine Speise nicht zuviele verschiedene Zutaten verwenden. Getreide und Kerne können Sie fast beliebig mischen, bei Gemüse sollten Blatt- und Wurzelgemüse miteinander kombiniert werden. Wenn Sie verschiedene Früchte miteinander vermengen, achten Sie darauf, daß immer der Jahreszeit entsprechende, heimische dabei sind.
Essen Sie die Rohkost möglichst immer *vor* der warmen Speise, daß bekommt Ihnen – besonders bei einer Ernährungsumstellung – wesentlich besser!

6. **Meiden Sie unbedingt denaturierte Nahrungsmittel!**
Seien Sie sich bewußt, daß die Nahrungsmittel, auf die Sie einen widernatürlichen Heißhunger haben, meist diejenigen sind, die Ihre Selbstheilungskräfte blockieren! Hierzu zählen alle konservierten, isolierten, raffinierten und präparierten Produkte. Im einzelnen sind

dies Bohnenkaffee, künstlich aromatisierter schwarzer Tee, Alkohol, alle Zuckerarten, alle Auszugsmehl-(Weißmehl-)Produkte, raffinierte Fette und Öle sowie die breite Palette an Tüten- und Dosen-Nahrung, die immer synthetische Zusätze enthalten. Meiden Sie Fisch und Fleisch! Für alle anderen tierischen Produkte gilt der Leitsatz »je weniger, desto besser«.

7. **Lernen Sie die Lebensmittel zu schätzen und zu genießen, die Sie aufbauen und mit frischer Lebensenergie versorgen!**
Lernen Sie Ihrem natürlichen Geschmacksempfinden wieder vertrauen zu können, dann finden Sie selbst heraus, was für Sie gut ist und was nicht. Genießen Sie gesunde Nahrung und setzen Sie die neue Energie sinnvoll ein!

Wochen-Ernährungsplan

	Sonntag	Montag	Dienstag
Frühstück	Gersten-Müsli mit frischen Beeren Seite 100 Kräutertee	Hafer-Müsli mit Nüssen und Leinsamen Seite 102 Kräutertee	Gemischtes Schrot-Müsli mit Banane Seite 99 Kräutertee
Zwischendurch	frisches, heimisches Obst der Jahreszeit	frisches, heimisches Obst der Jahreszeit	frisches, heimisches Obst der Jahreszeit
Mittag	Broccoli in Cashew-Sauce Seite 114 Lauchkuchen Seite 124	Junge Kohlrabi mit Kräuter-Vinaigrette Seite 108 Naturreis mit Kernen und Gomasio Seite 120	Rote Bete mit Apfel in Mandel-Dressing Seite 111 Buchweizen-Tofu-Bratlinge Seite 123
Zwischendurch (Tee/Kaffee)	Apfel-Hirse-Kuchen Seite 134 Getreidekaffee	Frisches Obst	1 kl. Schälchen Knabbermischung Seite 130
Abendbrot	Gemischtes Blatt- und Wurzel-Gemüse Seite 112 Knäckebrot S. 128 mit Sesammus und/oder Getreidepaste 1 Tasse gekörnte Gemüsebrühe	Eisberg-Salat mit Radies und Karotten Seite 107 Reiswaffeln mit Kräuterquark Kräutertee	Pikanter Sauer-kraut-Salat Seite 116 Knäckebrot S. 128 mit Zwiebel-Paste Miso-Suppe Seite 119

Mittwoch	Donnerstag	Freitag	Sonnabend
Weizensprossen mit Kefir und Erdbeeren Seite 103 Kräutertee	Sprossen-Müsli mit geriebenem Apfel Seite 130 Kräutertee	Reiscreme mit Honig und Zimt Seite 130 Getreidekaffee	Frischkorn-Müsli nach eigener Wahl Kräutertee
frisches, heimisches Obst der Jahreszeit	frisches, heimisches Obst der Jahreszeit	frisches, heimisches Obst der Jahreszeit	frisches, heimisches Obst der Jahreszeit
Eisberg-Salat mit Radies und Karotten Seite 107 Hirse mit Butterflocken und frischen Kräutern Seite 122	Sellerie-Birnen-Rohkost mit frischen Keimen Seite 113 Knäckebrot S. 128 Pikante Gemüse-Suppe Seite 118	Brennessel-Salat mit Äpfeln und Nüssen Seite 106 Vollkorn-Pizza Seite 126	Pikanter Rote Bete-Salat Seite 108 Grünkern-Auflauf Seite 121
Frisches Obst	1 kl. Schälchen Knabbermischung Seite 130	Frisches Obst	Gemischter Frucht-Salat Seite 132
Junge Kohlrabis in Kräuter-Vinaigrette Seite 110 Reiswaffeln mit Sesammus und/oder Getreidepasten Kräutertee	Wurzel-Gemüse mit Tofu-Würfeln Seite 115 Knäckebrot S. 128 mit vegetarischer Paste nach eigener Wahl Kohlensäurefreies Mineralwasser	Gemischtes Blatt- und Wurzel-Gemüse Seite 112 Miso-Suppe Reiswaffeln mit Kräuterquark	Broccoli in Cashew-Sauce Seite 114 Knäckebrot S. 128 mit Getreidepastete Kohlensäurefreies Mineralwasser

Kleine Warenkunde

Alfalfa-Sprossen

auch Luzernesprossen genannt, haben einen kresseähnlichen Geschmack. Sie sind reich an Vitamin C, enthalten viele Spurenelemente und haben einen hohen Mineral- und Eiweißgehalt.

Cashewnußmus

wird nur aus Cashewkernen ohne jegliche Zusätze hergestellt. Cashewnüsse enthalten viele wertvolle Inhaltsstoffe wie die essentiellen Aminosäuren, die Vitamine B_1, B_2 und E sowie Eiweiß und Fett. Der relativ hohe Magnesium-Gehalt der Cashewnuß hat eine positive Wirkung auf Herz und Nerven.

Dinkel

ist eine alte Kulturform des Weizens. Durch höheren Klebereiweißgehalt eignet sich Dinkel hervorragend für die Vollkornbäckerei.

Eier

sollten nur frisch und nach Möglichkeit von glücklichen Auslaufhühnern verwendet werden. Noch besser sind Eier aus kontrolliert biologischer Tierhaltung. Das Verzehren von Eiern sollte jedoch nicht in Konsum ausarten, sondern – ganz besonders bei einer aktiven Krebstherapie – die Ausnahme bleiben. Da eine ausgewogene vegetarische Vollwertkost alle lebenswichtigen Eiweiß- und Vitalstoffe enthält, die unser Körper benötigt, sind Eier auch aus ernährungsphysiologischer Sicht nicht erforderlich.

Gomasio

oder Sesamsalz ist ein makrobiotisches Gewürz aus geröstetem Sesam und Meersalz im Verhältnis 7:1. Gomasio kann leicht selbst zubereitet werden. Rösten Sie 7 Eßlöffel Sesam in einer möglichst schweren Pfanne bei mäßiger Hitze leicht an. Die Kochstelle ausschalten, das Meersalz hinzugeben und 1–2 Minuten mitrösten. Die Mischung im Mörser oder ersatzweise in einer alten Hand-Kaffeemühle zerstoßen bzw. vermahlen. Im Schraubglas aufbewahren. Das Mischungsverhältnis können Sie auch so abändern, daß es nicht ganz so salzig ist. Dieses nußartig schmeckende Gewürz enthält neben Fett- und Mineralstoffen viel Eiweiß.

Grünkern

ist unreif geernteter und gedarrter Dinkel, der früher mehr oder weniger zufällig entdeckt wurde, als nämlich die Bauern ihren durch Regenfälle durchweichten Dinkel frühzeitig ernten mußte und diesen in der Not über dem Holzfeuer darrten.
Der pikante Geschmack hat den Grünkern zum Einsteiger-Getreide werden lassen.

Hirse

ist eine aus Asien stammende Getreideart von hohem ernährungsphysiologischem Wert. Hirse enthält – neben Hafer – mehr Vitamine, Mineralien und Fett als andere Getreidesorten. Die in ihr enthaltene Kieselsäure ist besonders für Haut, Haare und Knochen gut.

Meersalz

enthält – im Gegensatz zu Speisesalz – neben Natriumchlorid zahlreiche Mineralstoffe und Spurenelemente.

Miso

ist ein eiweißreiches, fermentiertes Sojabohnenkonzentrat von cremiger bis fester Konsistenz. Miso kommt neben einem beträchtlichen Eiweißanteil von 12–20% (je nach Sorte) noch eine besondere Bedeutung durch seinen Gehalt an Vitamin B_{12} zu, da dieses so wichtige Vitamin in Pflanzen kaum enthalten ist. Die in unseren heimischen Naturkostläden angebotenen Misosorten sind: Gersten- (mugi miso), Reis- (hatcho miso) und reines Sojabohnen-Miso (mamémiso).

Pinienkerne

sind die kleinen länglichen Kerne der vorwiegend im Mittelmeerraum beheimateten Pinie. Sie zählen zu den Ölsamen, haben jedoch eine harte Samenschale, was eine mühevolle Ernte bei niedrigem Ertrag bedeutet. Deshalb sind diese wohlschmeckenden Kerne relativ teuer.

Sesam

ist eine einjährige Ölpflanze, die vorwiegend in Asien, Afrika und Südamerika angebaut wird. Die Sesampflanze bildet – ähnlich wie der Mohn – in einer Kapsel gleich mehrere Samen aus.

Der wohl jedem bekannte Spruch »Sesam, öffne Dich« weist symbolisch auf den hohen Wert und die vitalisierende Wirkung dieser Samen hin. Diese kleinen Körnchen haben es im wahrsten Sinne des Wortes in sich, denn sie bestehen zu etwa 50% aus hochwertigem Öl, das eine Vielzahl ungesättigter Fettsäuren enthält. Der Eiweißgehalt von etwa 20% macht den Sesam zu einem wichtigen Lebensmittel in der vegetarischen Vollwertküche. Aus Sesam wird auch Gomasio (siehe Rezept Seite 92) hergestellt, das sich bei uns zunehmender Beliebtheit erfreut.

Tahin

ist Sesammus, das durch Vermahlen bzw. Quetschen von leicht angerösteten Sesamsamen hergestellt wird. Tahin gibt es gesalzen und ungesalzen. Es eignet sich vorzüglich für Saucen, Dips, Dressings und als Aufstrich. Aus Tahin lassen sich auch mühelos Pasten und Cremes bereiten, die nicht nur preisgünstig und schnell zuzubereiten sind, sondern die auch ausgezeichnet schmecken.

Tamari

ist ein fermentiertes Sojabohnenkonzentrat. Es hat im wesentlichen die Eigenschaften von Miso, ist jedoch flüssig und eignet sich somit hervorragend als Würze für die unterschiedlichsten Speisen. Während die handelsübliche Sojasauce durch Hydrolyse von Salzsäure Färbung mit Zuckercouleur hergestellt wird, benötigt die echte Sojasauce »Tomari« einen 1–2-jährigen Fermentationsprozeß. Tamari enthält nur Sojabohnen und Meersalz.

Tofu

ist das wohl bekannteste Sojabohnenprodukt. Tofu wird aus Sojamilch unter Zugabe des natürlichen Gerinnungsmittels »Nigari« hergestellt. Tofu ist ein hochwertiger pflanzlicher Eiweißträger. Die im Tofu enthaltenen Proteine sind cholesterinfrei und eignen sich ausgezeichnet als Ersatzstoff für tierisches Eiweiß. Tofu ist sehr vielseitig verwendbar, so zum Beispiel für süße und pikante Cremes, für Salatsaucen, Shakes und Desserts. Er läßt sich gut panieren, fritieren, rösten, in Teig tauchen und knusprig ausbacken.

Zu den Rezepten

(Maße und Mengenangaben)

Die Mengenangaben beziehen sich – mit Ausnahme der Müsli-Rezepte – immer auf ein ganzes Menü. Wenn Sie also für sich allein einen Salat zubereiten wollen und von diesem ohne Hauptspeise satt werden wollen, müßte die im Rezept angegebene Menge »für 2 Personen« lauten.

TL = Teelöffel
EL = Eßlöffel
Wenn es sehr genau sein muß, ist gestr. = gestrichen oder geh. = gehäuft angegeben.
MS = Messerspitze

Unbekannte Zutaten finden Sie in der Warenkunde näher erklärt. Alle Lebensmittel, die Sie unter Umständen noch nicht kennen, erhalten Sie in Ihrem Naturkostladen oder Reformhaus.

Anhand der Tabelle auf Seite 136/137 können Sie die natürliche Reifezeit der einzelnen Gemüse- und Obstsorten erkennen. Suchen Sie sich nach Möglichkeit der Jahreszeit entsprechende Rezepte aus, die Sie mit heimischem Obst und Gemüse zubereiten können.

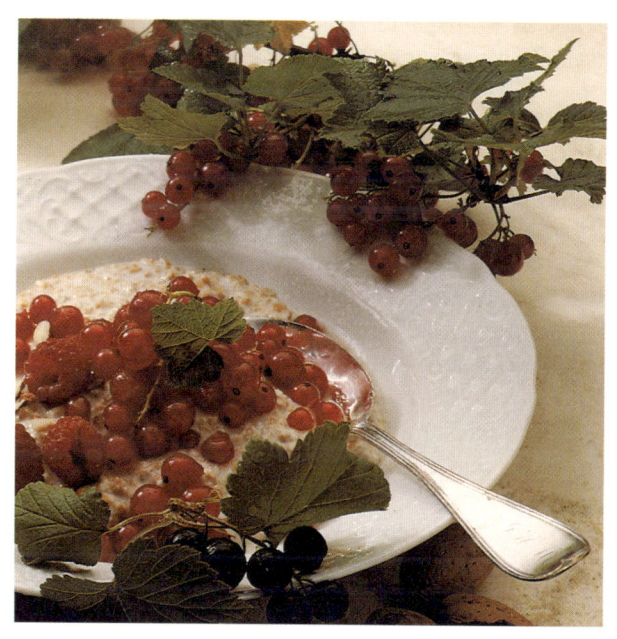

MORGENS
EIN FRISCHKORN-MÜSLI

Grundrezept für ein Frischkorn-Müsli

Zutaten für 1 Person

3 EL kontr. biol. Weizenkörner, frisch geschrotet
etwa 3 EL kohlensäurefreies Mineralwasser

Zubereitung

Den Weizen mit einer Getreidemühle oder alten Handkaffeemühle nach Belieben grob bis mittelfein schroten. Durch feineres Schroten erhöht sich die Wasserzugabe geringfügig. Generell sollte das geschrotete Getreide gut befeuchtet bzw. gerade so eben mit Wasser bedeckt sein. Es sollte jedoch kein Wasser auf dem Getreide stehen.

Mit einem Eßlöffel den frischen Schrot und das Wasser verrühren. Mit Tuch abdecken und 6–8 Stunden (über Nacht) quellen lassen.

Nach der Quellzeit, meist morgens, dann zu dem Schrot 1 geh. TL kaltgeschleuderter Honig und 2–EL Bioghurt oder Kefir geben und mit einem Eßlöffel darunterheben.

Das Frischkorn schmeckt bereits so. Ganz nach Belieben können Sie jetzt noch gehackte Nüsse oder Mandeln, frische Keimlinge oder einen geriebenen Apfel hinzugeben. Je nach Verträglichkeit können Sie auch andere Früchte, Kerne oder sonstige Zutaten daruntermischen. Sie sollten jedoch darauf achten, daß die verwendeten Lebensmittel möglichst rein, das heißt, am besten nur aus kontrolliert biologischem Anbau stammen. Dies gilt ganz besonders für das Getreide, das ja die Basis des Frischkorn-Müslis ist.

Gemischtes Schrot-Müsli mit Banane

Zutaten für 2 Personen

1 EL kontr. biol. Weizen
1 EL kontr. biol. Sprießkorngerste
1 EL kontr. biol. Roggen
2 EL kontr. biol. Sprießkornhafer
1 gestr. EL Mohn, frisch gequetscht oder gemahlen
2 EL gehackte Mandeln
etwa 250 g Bioghurt
1 geh. EL kaltgeschleuderter Honig
2 kleine, kontr. biol. Bananen
Zum Garnieren: 1 TL Kokosraspeln

Zubereitung

Den Weizen, Roggen und die Gerste am Abend grob schroten, mit 4–5 Eßlöffeln kohlensäurefreiem Mineralwasser verrühren und bedeckt über Nacht quellen lassen.

Am nächsten Morgen den Hafer frisch schroten und dazugeben. Den Mohn frisch quetschen oder mit der Kaffeemühle feinmahlen. Dann den Getreideschrot, den Mohn und die Mandeln mit dem Bioghurt verrühren. Mit Honig süßen. Die Bananen kleinschneiden und über das Müsli verteilen. Nach Belieben mit Kokosraspeln garnieren.

Zubereitungszeit: etwa 15 Minuten.

Gersten-Müsli mit frischen Beeren

Zutaten für 1 Person

2 EL kontr. biol. Sprießkorngerste
1 EL kontr. biol. Weizen
1 EL gehackte Mandeln
1 geh. TL Akazienhonig
3–4 EL Bioghurt
2–3 EL frische Beeren der Jahreszeit,
vorzugsweise Johannisbeeren, Brombeeren, Blaubeeren

Zubereitung

Die Getreidekörner am Abend vorher frisch schroten, mit etwa 3–4 Eßlöf-feln kohlensäurefreiem Mineralwasser verrühren und bedeckt über Nacht quellen lassen (etwa 6–8 Stunden).

Am Morgen die Mandeln, den Honig und den Bioghurt unterziehen und mit den frischen, gut abgespülten Beeren belegen.

Bevorzugen Sie möglichst heimische Früchte der Jahreszeit. Sollte das in dem Rezept angegebene Obst nicht erhältlich sein, ersetzen Sie es durch anderes, das der Jahreszeit entspricht.

Zubereitungszeit: etwa 10 Minuten.

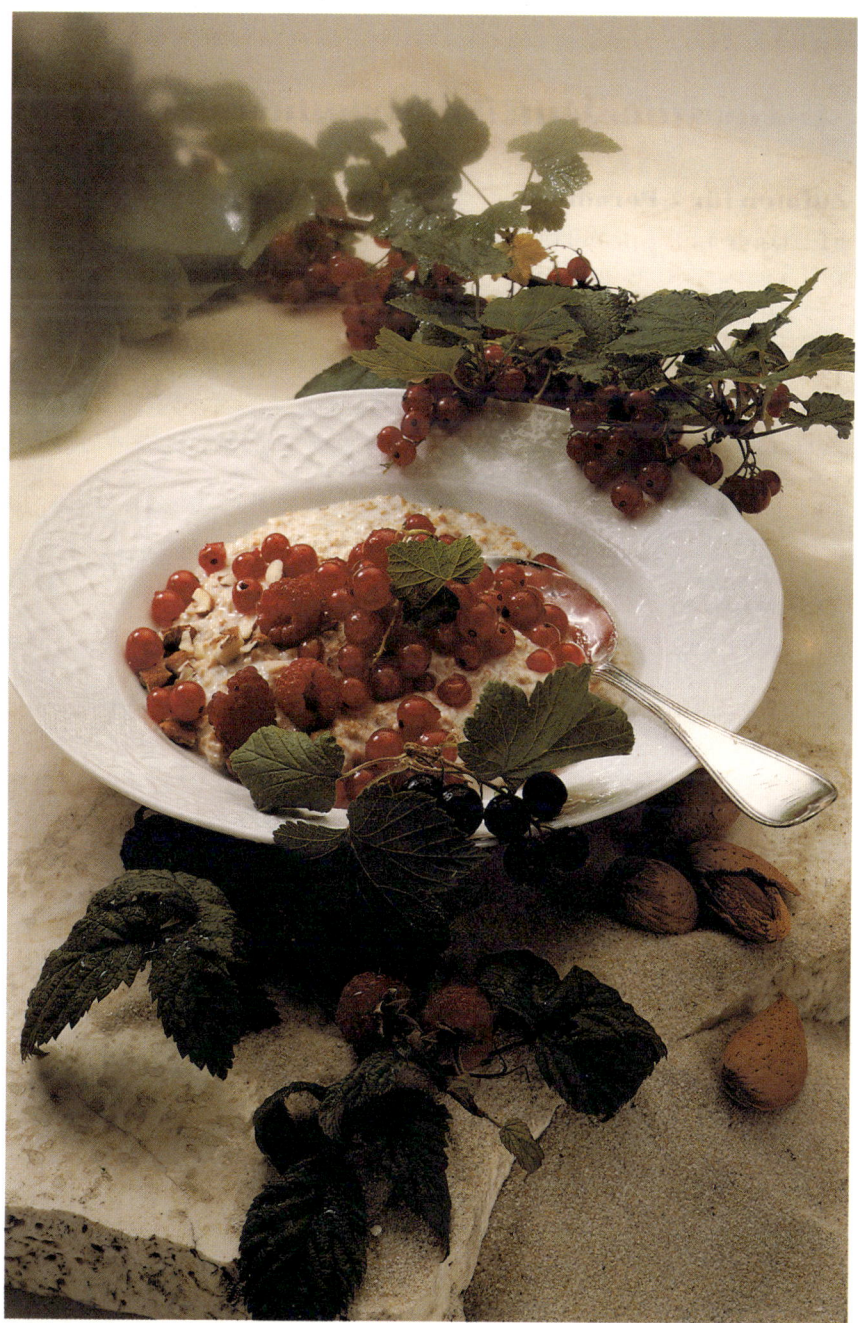

Hafer-Müsli mit Nüssen und Leinsamen

Zutaten für 2 Personen

5 EL kontr. biol. Sprießkornhafer
2 EL Leinsamen, möglichst aus kontr. biol. Anbau
2–3 EL gehackte Haselnüsse
etwa 250 g Bioghurt
1 geh. EL kaltgeschleuderter Honig
1–2 EL frisch gepreßter Grapefruitsaft
¼ TL Zimt
1 Apfel oder Birne
1 Kiwi

Zubereitung

*Den Hafer mittelfein schroten. Den Leinsamen, wenn möglich, frisch fein-
mahlen. Dann den Hafer, Leinsamen und die gehackten Nüsse mit dem
Bioghurt verrühren. Mit Honig süßen. Den Grapefruitsaft dazugeben und
mit Zimt abschmecken.*
*Den Apfel oder die Birne gut abwaschen und ebenfalls kleingeschnitten
darübergeben.*
*Statt Grapefruitsaft können Sie frisch gepreßten Zitronensaft verwenden.
Die Zitronen sollten jedoch immer unbehandelt sein.*

Zubereitungszeit: etwa 15 Minuten.

Weizensprossen mit Kefir und Erdbeeren

Zutaten für 1 Person

2–3 EL Weizensprossen (2–3 Tage gekeimt)
1 EL kontr. biol. Sprießkornhafer
1 EL Leinsamen, möglichst aus kontr. biol. Anbau
125 g Kefir
1 geh. TL kaltgeschleuderter Akazienhonig
1 Prise Zimt
etwa 100 g frische Erdbeeren

Zubereitung

Die Weizensprossen in eine Schale geben. Den Sprießkornhafer etwas feiner mahlen als für ein Schrot-Müsli und mit den Sprossen, dem feingemahlenen Leinsamen und Kefir verrühren. Mit Honig süßen und mit Zimt abschmecken.

Die Erdbeeren gründlich abspülen, abtropfen lassen und über dem Müsli kleinschneiden.

Sollten Sie weder frische Erdbeeren noch andere Beeren bekommen, verwenden Sie ersatzweise lieber Äpfel oder Birnen als konservierte oder tiefgekühlte Früchte.

Zubereitungszeit: etwa 10 Minuten.

Sprossen-Müsli mit geriebenem Apfel

Zutaten für 2 Personen

2 EL Weizensprossen (2–3 Tage gekeimt)
2 EL Gerstensprossen (3–4 Tage gekeimt)
2 EL kontr. biol. Sprießkornhafer
1 EL gehackte Haselnüsse
1 EL gehackte Mandeln
etwa 250 g Bioghurt
1 geh. EL kaltgeschleuderter Akazienhonig
1 EL frisch gepreßter Grapefruitsaft
1–2 Äpfel, möglichst aus kontr. biol. Anbau

Zubereitung

*Die Weizen- und Gerstensprossen in eine Schale geben. Den Hafer fein-
schroten und mit den Sprossen, Haselnüssen, Mandeln und Bioghurt verrühren. Mit Honig und Grapefruitsaft abschmecken.*
Die Äpfel gut abwaschen, feinreiben und unter das Müsli ziehen.

Zubereitungszeit: etwa 10 Minuten.

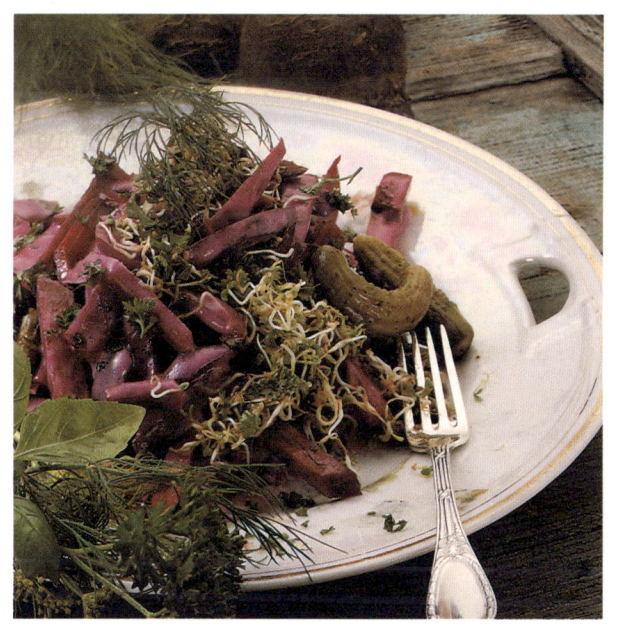

ROHKOST-SALATE
FÜR JEDE JAHRESZEIT

Brennessel-Salat mit Äpfeln und Nüssen

Sammeln Sie die Brennesseln nicht an Feldrändern, sondern an einem möglichst unberührten Ort.

Zutaten für 2 Personen

1 EL unraffiniertes Sonnenblumenöl
1 EL unraffiniertes Weizenkeimöl
2 EL frischgepreßter Grapefruit- oder Zitronensaft
1 geh. TL kaltgeschleuderter Honig
1 Prise Meersalz
etwa 250 g frische, junge Brennesseln
2 kleine Äpfel
2–3 EL gehackte Haselnüsse

Zubereitung

Das Öl mit dem Grapefruit- oder Zitronensaft, dem Honig und Meersalz zu einer Sauce verrühren.

Die frisch gesammelten Brennesseln unter fließend kaltem Wasser abspülen, feinhacken und unter die Sauce rühren. Das Rühren ist hierbei sehr wichtig, weil dadurch die feinen Brennesselhärchen gebrochen werden und sie nicht mehr brennen. Die Äpfel gründlich abwaschen und unter den Salat ziehen. Zum Schluß die gehackten Nüsse darübergeben oder ebenfalls unter den Salat mengen.

Bei Bedarf können Sie auch noch etwas Bioghurt oder Kefir hinzugeben. Essen Sie den Salat möglichst gleich nach dem Zubereiten, da die Brennnesseln in der Sauce schnell durchweichen.

Zubereitungszeit: etwa 15 Minuten.

Eisberg-Salat mit Radies und Karotten

Ein knackiger, bunter Frühlingssalat, der schnell zubereitet ist und sich mit einer Scheibe Knäcke-Brot oder frischen selbstgebackenen Fladen auch gut für abends eignet.

Zutaten für 2 Personen

2 EL unraffiniertes Distelöl
4 EL Bioghurt
1 EL frisch gepreßter Zitronensaft
1 EL Sesammus (Tahin)
1 Knoblauchzehe
1 kleines Bund frische Petersilie
1 Prise Meersalz
1 Eisberg-Salat
4–5 Radieschen
4–5 Karotten
1 Schalotte

Zubereitung

Das Distelöl mit dem Bioghurt, Zitronensaft, Sesammus und Meersalz zu einer glatten Sauce rühren. Die Knoblauchzehe durch die Presse in die Sauce drücken. Die Petersilie abspülen, feinhacken und unter die Sauce ziehen.

Dann den Eisberg-Salat gründlich waschen. Die Blätter entweder aufeinanderlegen und in Streifen schneiden oder in mundgerechte Stücke brechen. Die Radies und Karotten ebenfalls abspülen, kleinschneiden und unter die Sauce ziehen. Die Schalotte schälen, abspülen und in dünne Ringe schneiden. Den Salat vor dem Servieren nochmals gut durchrühren und mit den Schalottenringen belegen.

Zubereitungszeit: etwa 15 Minuten.

Pikanter Rote Bete-Salat
mit Alfalfa-Sprossen

Zutaten für 4 Personen

5 EL unraffiniertes Olivenöl
2 EL Apfelessig
125 g Kefir
1 Knoblauchzehe
1 TL getrocknetes Basilikum
1 kleines Bund frische Petersilie
Meersalz
1–2 Rote Beten (etwa 400 g), möglichst kontr. biol.
etwa 4 EL Alfalfa-Sprossen, ersatzweise Sonnenblumenkerne

Zum Garnieren: milchsauer eingelegte Gurken, möglichst aus kontr. biol. Anbau

Zubereitung

Das Öl mit dem Apfelessig und Kefir zu einer cremigen Sauce verrühren. Die Knoblauchzehe durch die Presse in die Sauce drücken. Das getrocknete, gerebelte oder gemahlene Basilikum unterziehen. Die Petersilie abspülen, abtropfen lassen und feinhacken. Dann unter die Sauce rühren und mit Meersalz abschmecken.

Die Rote Beten abwaschen, bürsten und mit Schale in die Sauce raspeln. Gut durchrühren und etwas ziehen lassen. Vor dem Servieren nochmals umrühren. Die Alfalfa-Sprossen am Schüsselrand verteilen und in der Mitte mit den Gurken garnieren.

Zubereitungszeit: etwa 15 Minuten.

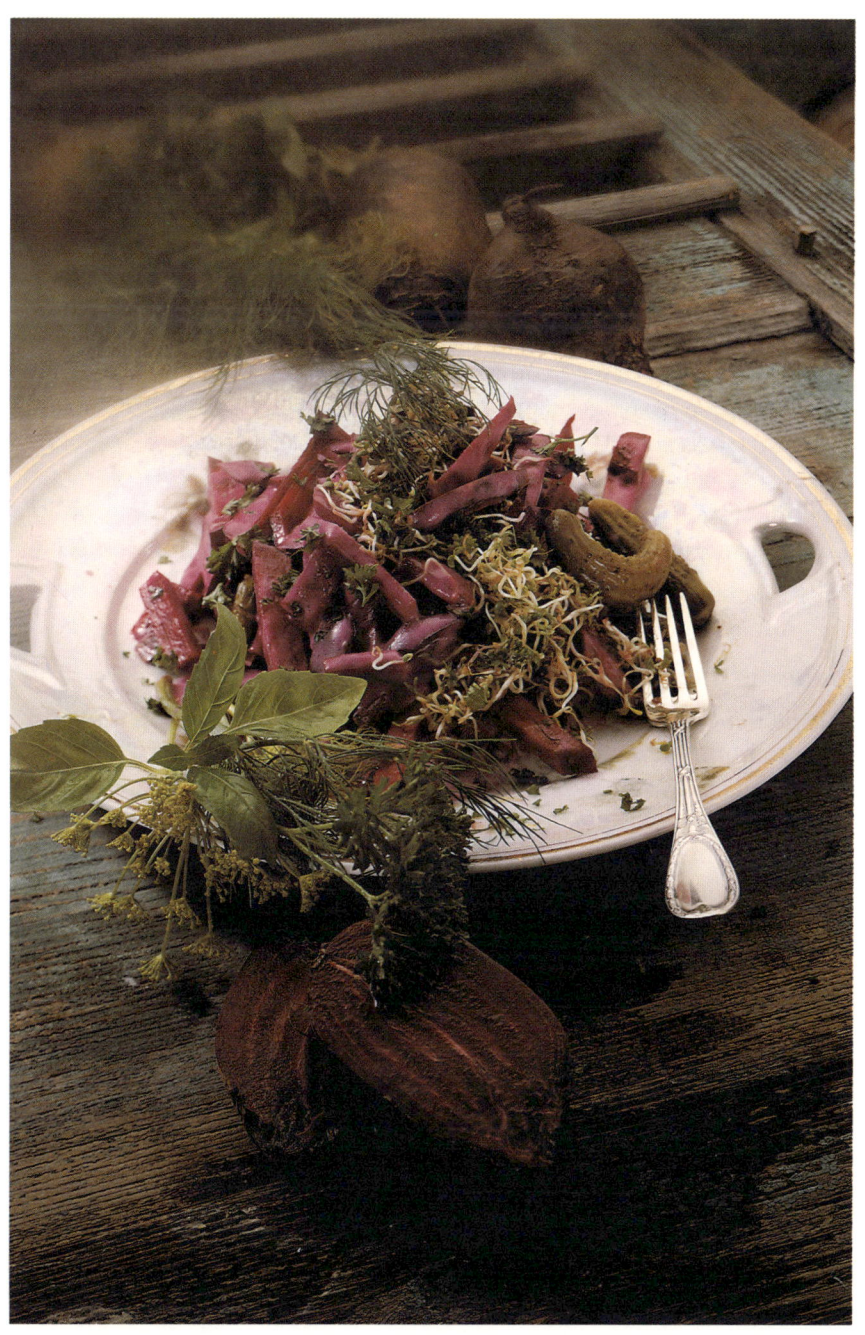

Junge Kohlrabis in Kräuter-Vinaigrette

Zutaten für 2 Personen

4 EL unraffiniertes Sonnenblumenöl
1½ EL Obstessig
1 Prise Meersalz
1 kleines Bund frische Petersilie
1 kleines Bund frischer Schnittlauch
2–3 Blättchen frisches Basilikum,
ersatzweise ¼ TL getrocknetes, gemahlenes Basilikum
1 Prise Muskat
2 junge, möglichst kontr. biol. Kohlrabis

Zum Garnieren: 2–3 Blätter Kopfsalat, 4 milchsauer eingelegte Gurken

Zubereitung

Das Öl mit dem Essig und Meersalz verrühren. Die frischen Kräuter gut abspülen und abtropfen lassen. Dann sehr feinschneiden und unter die Sauce ziehen. Mit Muskat abschmecken. Die Kohlrabis von dem Strung befreien und abspülen. In dünne Streifen schneiden oder feinraspeln und unter die Sauce mengen. Die Salatblätter abspülen, abtropfen lassen und damit eine Salatschüssel auslegen. Den Salat nochmals gut durchrühren und auf den Salatblättern anrichten. Die milchsauer eingelegten Gurken der Länge nach vierteln und damit den Salat garnieren.

Zubereitungszeit: etwa 10 Minuten.

Rote Bete mit Apfel in Mandel-Dressing

Zutaten für 2 Personen

3 EL unraffiniertes Sonnenblumenöl
1 EL Mandelmus
1–2 EL frisch gepreßter Zitronensaft
1 TL kaltgeschleuderter Akazienhonig
1 Prise Meersalz
1–2 Äpfel
1 Rote Bete (etwa 250 g)
1 EL gehackte Mandeln
Zum Garnieren: Kokosraspeln

Zubereitung

Das Öl mit dem Mandelmus, Zitronensaft und Akazienhonig zu einem glatten Dressing verrühren. Mit Meersalz abschmecken. Die Äpfel gut abwaschen. Die Rote Bete ebenfalls waschen, bürsten und in das Dressing hineinraspeln. Die Mandeln dazugeben und alles mit einem Eßlöffel unterziehen. Vor dem Servieren mit Kokosraspeln bestreuen.

Zubereitungszeit: etwa 15 Minuten.

Verlangen Sie beim Einkauf Mandelmus aus ungeschälten Mandeln. Im Naturkosthandel gibt es dies sogar aus biologisch angebauten Mandeln.

Gemischtes Blatt- und Wurzelgemüse

Dieser bunte Salat eignet sich hervorragend zum Variieren und kann jeweils mit jahreszeitlich erhältlichem Gemüse zubereitet werden.

Zutaten für 4 Personen

4 EL unraffiniertes Sonnenblumenöl
2–3 EL Bioghurt
1 TL Sesammus (Tahin)
1 TL Sojasauce (Tamari)
1 Knoblauchzehe
2 mittelgroße Möhren
1 kleine rote Bete
1 kleiner Kohlrabi
1 Kopf Salat

Zum Garnieren: einige Scheiben frische Salatgurke, 2–3 Radies, verschiedene Sprossen

Zubereitung

Das Öl mit dem Bioghurt, dem Sesammus und der Sojasauce zu einer cremigen Sauce rühren. Die Knoblauchzehe durch die Presse in die Sauce drücken und verrühren.

Das Wurzelgemüse gründlich waschen, wenn nötig bürsten und anschließend in dünne Stifte schneiden. Den Kohlrabi vom Stielansatz befreien und kleinschneiden. Den Salat abspülen und in mundgerechte Stücke brechen. Dann das Gemüse unter die Sauce mengen und mit einigen Gurkenscheiben, Radies und verschiedenen Sprossen garnieren.

Zubereitungszeit: etwa 20 Minuten.

Sellerie-Birnen-Rohkost
mit frischen Keimen

Wenn Sie Sellerie-Salat auch nur aus gekochten Knollen mit der üblichen Zwiebel-Essig-Sauce kennen, sollten Sie einmal diese saftige und
knackige Variante kosten.

Zutaten für 4 Personen

3 EL unraffiniertes Sonnenblumenöl
1–2 EL frisch gepreßter Grapefruitsaft
4–5 EL Bioghurt
1 EL Haselnußmus
1 EL kaltgeschleuderter Akazienhonig
1 Prise Zimt
Meersalz
1–2 Knollen Sellerie (etwa 400 g)
2 reife Birnen
2 EL gehackte Haselnüsse
3–4 EL Weizenkeime oder gemischte Getreidesprossen

Zubereitung

*Das Öl mit dem Grapefruitsaft, Bioghurt, Nußmus und Honig zu einer glat-
ten Sauce verrühren. Mit Zimt und Meersalz abschmecken. Den Sellerie
gründlich waschen und bürsten. Dann mit Schale feinraspeln. Die Birnen
abspülen und ebenfalls mit Schale kleinschneiden. Die Haselnüsse dazugeben und alles gut in der Sauce vermengen. Zum Schluß den Salat mit
Sprossen garnieren.*

*Dieser Salat schmeckt besonders gut in den kälteren Herbst- und Winter-
monaten.*

Zubereitungszeit: etwa 15 Minuten.

Broccoli in Cashewnuß-Dressing

Diese fruchtige Rohkost hat einen leicht exotischen Geschmack und schmeckt auch an heißen Tagen.

Zutaten für 2 Personen

2 EL unraffiniertes Sonnenblumenöl
1 EL Gashewnußmus
1 EL frisch gepreßter Zitronensaft
2–3 EL Bioghurt
Meersalz
etwa 250 g Broccoli
2 kleine Bananen aus kontr. biol. Anbau
1 Kiwi

Zum Garnieren: 2 EL gehackte Mandeln, 1 EL Kokosraspeln,
4 Orangenscheiben

Zubereitung

Das Öl mit dem Cashewnußmus, Zitronensaft und Bioghurt zu einem glatten Dressing verrühren. Mit Meersalz abschmecken. Den Broccoli in einen Durchschlag geben und gründlich waschen, abtropfen lassen und sehr fein schneiden.

Die Bananen und die Kiwi kleinschneiden und in die Sauce geben. Den Broccoli und die Früchte gut in der Sauce vermengen. Die gehackten Mandeln und Kokosraspeln darüberstreuen. Die Orangenscheiben bis zur Mitte einschneiden, in entgegengesetzter Richtung biegen und den Salat damit garnieren.

Zubereitungszeit: etwa 15 Minuten.

Wurzelgemüse mit Tofuwürfeln

Ein Salat, der sich auch mit Lagergemüse in den Wintermonaten zubereiten läßt, wenn kein frisches Gemüse erhältlich ist.

Zutaten für 2 Personen

3 EL unraffiniertes Diestelöl
1 EL Sojasauce (Tamari)
1 TL Sesammus (Tahin)
1 kleine feingehackte Zwiebel, roh oder glasig gedünstet
1 kleines Bund frische Petersilie
2 mittelgroße Möhren
1 kleine Rote Bete
½ Stück Tofu (etwa 125 g)
Zum Garnieren: frische Sprossen und Keime

Zubereitung

Das Öl mit der Sojasauce und dem Sesammus zu einer glatten Sauce verrühren. Eventuell noch 1–2 Eßlöffel Wasser dazugeben. Die Zwiebel, je nach Verträglichkeit, entweder roh oder leicht gedünstet unter die Sauce ziehen. Die Petersilie feinhacken und dazugeben.

Die Möhren und die Rote Bete waschen, bürsten und sehr fein schneiden, die Möhren in dünne Halbmonde, die Rote Bete in dünne Streifen. Dann den Tofu würfeln. Das Gemüse zuerst unter die Sauce mengen. Anschließend die Tofuwürfel vorsichtig darunterheben und mit frischen Sprossen garnieren.

Zubereitungszeit: etwa 15 Minuten.

Sauerkraut-Salat
mit Äpfeln und Pistazien

Ein süß-saurer Salat für jede Jahreszeit.

Zutaten für 2 Personen

etwa 125 g Bioghurt
etwa 250 g Sauerkraut, möglichst nicht pasteurisiert
1–2 Äpfel
etwa 75 g Pistazien

Zubereitung

Den Bioghurt mit dem Sauerkraut vermengen. Die Äpfel waschen, mit Schale kleinschneiden und unter das Sauerkraut ziehen. Die Pistazien aus der Schale befreien und daruntermengen. Ganz nach Belieben und Vorrat können Sie auch noch verschiedene Keime darübergeben.

Zubereitungszeit: etwa 10 Minuten.

Pikanter Sauerkraut-Salat

Zutaten für 2 Personen

etwa 200 g Sauerkraut
etwa 50 g milchsauer eingelegte Gurken
etwa 50 g milchsauer eingelegte Rote Beten
1 EL Sojasauce
etwa 125 g Kefir oder Bioghurt

Zubereitung

Alles miteinander vermengen und auf frischen Salatblättern anrichten. Mit gehackten Kernen oder Sprossen garnieren.

Zubereitungszeit: etwa 10 Minuten.

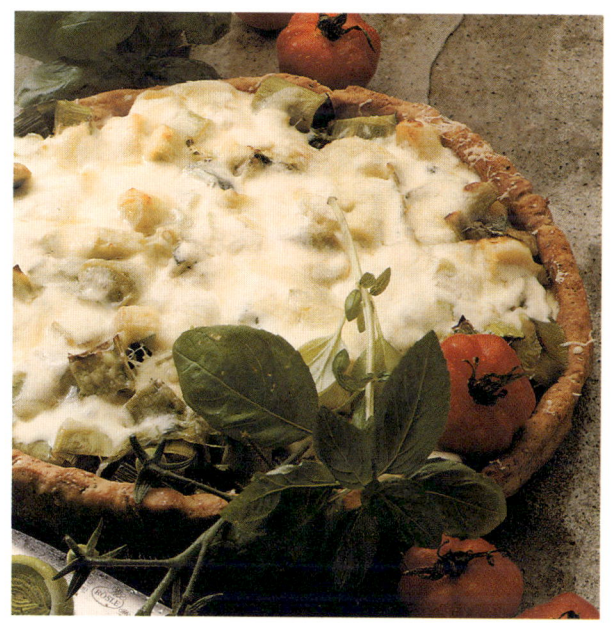

WARME SPEISEN

Pikante Gemüse-Suppe

Diese Suppe schmeckt besonders gut an kalten Herbst- und Wintertagen.

Zutaten für 2 Personen (als Hauptspeise mit etwas Brot)
oder für 4 Personen (als Vorspeise)

1 kleine Rote Bete (etwa 125 g)
1 mittelgroße Möhre
1 Stange Lauch
3–4 EL unraffiniertes Sonnenblumenöl
etwa 1 l Wasser
Kräutermeersalz
1–2 EL Sojasauce (Tamari)
2–3 EL geschlagene süße Sahne
1 Bund frisch gehackte Petersilie

Zubereitung

Die Rote Bete, die Möhre und den Lauch gründlich waschen bzw. bürsten und abtropfen lassen. Die Rote Bete und die Möhre in dünne Stifte, den Lauch in Scheiben schneiden. In einem großen Topf das Öl erhitzen und das kleingeschnittene Gemüse darin unter Rühren andünsten. Das Gemüse mit 2–3 Eßlöffeln Wasser ablöschen und zugedeckt bei mittlerer Hitze 3–5 Minuten dünsten. Dann das restliche Wasser hinzugeben und mit Kräutermeersalz und Sojasauce abschmecken. Die Suppe aufkochen lassen und auf der ausgeschalteten Herdplatte noch 1–2 Minuten ziehen lassen. Nach Belieben können Sie jetzt noch mit Basilikum, Oregano, Muskat oder Knoblauch würzen. In Portionsschälchen füllen, die geschlagene Sahne daraufgeben und mit gehackter Petersilie bestreuen.

Zubereitungszeit: etwa 30 Minuten.

Miso-Suppe

Diese klassische japanische Suppe ist im Nu zubereitet. Sie ist dazu noch viel wertvoller als irgendeine Fertigsupe. Aus den verschiedenen Miso-Sorten (siehe auch Warenkunde Seite 92) können Sie sich Ihr bevorzugtes Miso selbst auswählen. Für dieses Rezept habe ich das milde Gemnai-Miso (Gersten-Miso) verwendet.

Zutaten für 2 – 4 Personen

etwa 1 l Wasser
2 EL Gemnai-Miso
1 TL gekörnte Gemüsebrühe

Zubereitung

Etwa 3 Eßlöffel Wasser in einem Topf erhitzen und das Miso darin auflösen. Die Gemüsebrühe hineinrühren und mit dem restlichen Wasser kurz aufkochen lassen. Mit feingehackter Petersilie bestreuen und sofort servieren.

Zubereitungszeit: etwa 10 Minuten.

Variante mit Knoblauch und Ingwer

Zutaten und Zubereitung wie oben, jedoch noch 1–2 Knoblauchzehen in die Suppe hineindrücken und mit 1 Messerspitze Ingwer würzen.

Naturreis mit Kernen und Gomasio

Zutaten für 2 Personen

1½ Tassen ungeschälter Naturreis (Langkorn)
3 Tassen Wasser
¼ TL Meersalz
2 EL ungeschwefelte Rosinen
1 EL Sonnenblumenkerne
1 EL gehackte Mandeln
1 EL Pistazien
1 EL Pinienkerne
1–2 TL Gomasio (siehe Rezept Seite 92)

Zubereitung

Den Reis in ein Sieb geben und unter fließend kaltem Wasser gut abspülen. Den Reis in einem möglichst schweren Topf mit Wasser und den Rosinen aufkochen. Das Meersalz dazugeben und zugedeckt bei schwacher Hitze etwa 40 Minuten garen. Dann die Kochstelle ausschalten und auf der noch warmen Herdplatte weitere 5–10 Minuten nachquellen lassen. Die einzelnen Reiskörner sollten knackig gar sein, das heißt, sie sollten weich und dennoch körnig sein. Der Reis sollte nicht kleben. Die genauen Garzeiten sowie die exakte Wassermenge hängt entscheidend von der Kochhitze, dem Herd (Gas oder Elektro) und dem Topf ab.

Dann den Deckel abnehmen und den Reis etwas ausdampfen lassen. Die Sonnenblumenkerne, Mandeln, Pistazien und Pinienkerne darunterziehen und den Reis in Schälchen füllen. Mit Gomasio bestreuen und servieren.

Garzeit: etwa 50 Minuten.
Zubereitungszeit: etwa 10 Minuten.

Grünkern-Auflauf

Zutaten für 4 Personen

200 g Grünkern
½ l Wasser
1 TL gekörnte Gemüsebrühe
1 mittelgroße Möhre
1 Kohlrabi
1 Zwiebel
1 Knoblauchzehe
2 EL unraffiniertes Olivenöl
1 TL Kräutermeersalz

200 g Speisequark
125 g süße Sahne
4 Tomaten
1 EL Sojasauce (Tamari)
1 TL getrocknetes Basilikum
etwa 125 g Käse zum Überbacken

Zum Garnieren:
1 Bund frisch gehackte Petersilie

Zubereitung

Den Grünkern grob schroten und mit dem Wasser und der Gemüsebrühe aufkochen. Zugedeckt bei schwacher Hitze etwa 20 Minuten garen. Die Kochstelle ausschalten und auf der noch warmen Herdplatte weitere 5–10 Minuten quellen lassen.

Das Gemüse waschen, abtropfen lassen und kleinschneiden. In einer Pfanne das Öl erhitzen und zuerst die Zwiebel darin anbräunen, dannn die Möhren und den Kohlrabi dazugeben und unter Rühren etwa 2 Minuten dünsten. Mit Meersalz abschmecken und zugedeckt bei mittlerer Hitze 5–7 Minuten garen.

Den Ofen auf 200°C vorheizen und eine Auflaufform einfetten.

Den Quark mit der süßen Sahne, der Sojasauce und dem Basilikum verquirlen. In einer Schüssel mit dem Grünkern, dem vorgegarten Gemüse und den kleingeschnittenen Tomaten vermengen. Die Masse in die gefettete Auflaufform geben, mit den verbleibenden Tomatenscheiben belegen und mit geraspeltem Käse bestreuen.

In den Ofen auf die mittlere Schiene geben und bei 200°C etwa 25 Minuten backen.

Garzeit: etwa 25 Minuten, Zubereitungszeit: etwa 20 Minuten, Backzeit: etwa 25 Minuten.

Hirse mit Butterflocken
und frischen Kräutern

Zutaten für 2 – 4 Personen

2 Tassen Hirse
3½ Tassen Wasser
1 gestr. TL Meersalz
1–2 EL weiche Butter
2–3 EL frische gehackte Kräuter
(Petersilie, Schnittlauch, Basilikum etc.)

Zubereitung

Die Hirse in einem Sieb unter fließendem Wasser waschen. Dann mit Wasser und Meersalz aufkochen und zugedeckt bei schwacher Hitze etwa 15 Minuten garen. Die Kochstelle ausschalten und auf der noch warmen Herdplatte weitere 8–10 Minuten nachquellen lassen.
Die weiche Butter darüber verteilen und die Hirse mit frischen gehackten Kräutern servieren.

Garzeit: etwa 25 Minuten.
Zubereitungszeit: etwa 10 Minuten.

Hirse können Sie auch süß zubereiten. Geben Sie einfach einige Eßlöffel Quark, Bioghurt oder geschlagene Sahne statt der Butter und den Kräutern dazu und servieren die Hirse mit Zimt und Honig. Sie können auch noch 3–4 Eßlöffel Rosinen mitkochen und beim Ausquellen einen Apfel hineinschneiden.

Buchweizen-Tofu-Bratlinge

Zutaten für 2 – 4 Personen

2 Tassen Buchweizen
4 Tassen Wasser
½ Stück Tofu (125 g)
4–5 EL Buchweizen- oder Weizenvollkornmehl
unraffiniertes Sesamöl zum Ausbacken
etwa 100 g Vollkorn-Semmelbrösel

Zubereitung

Den Buchweizen in einem Sieb unter fließendem Wasser abspülen. Mit der doppelten Menge Wasser aufkochen, salzen und zugedeckt bei schwacher bis mittlerer Hitze etwa 20 Minuten garen. Die Zwiebel feinhacken und zu dem Buchweizen geben. Dann die Kochstelle ausschalten und auf der noch warmen Herdplatte 5–10 Minuten nachquellen lassen.

Den Tofu in einer Schale mit der Gabel zerdrücken und unter den Buchweizen mengen. Die Sojasauce und das Vollkornmehl dazugeben und alles gut miteinander verrühren. Die Masse etwas abkühlen lassen. Anschließend mit leicht befeuchteten Händen kleine Bratlinge formen und diese in den Semmelbröseln wälzen. In einer Pfanne das Öl vorsichtig erhitzen (max. mittlere Hitze) und die Bratlinge darin leicht anbraten. Bis zum Servieren im vorgeheizten Ofen warmhalten.

Garzeit: etwa 30 Minuten.
Zubereitungszeit: etwa 20 Minuten.

Lauch-Kuchen

Zutaten für eine 28er Springform

250 g frisch gemahlenes Weizenvollkornmehl
⅛ l Wasser
½ Würfel Frischhefe oder 1 Päckchen Trockenhefe
50 ccm unraffiniertes Sonnenblumenöl
½ TL Meersalz
2–3 Stangen Lauch (etwa 750 g)
2–3 EL unraffiniertes Sonnenblumenöl
200 g Sauerrahm (Schmand)
Kräutermeersalz, geriebene Muskatnuß
etwa 100 g Käse zum Überbacken

Zum Garnieren: einige Möhren- oder Tomatenscheiben

Zubereitung

Das möglichst frisch gemahlene Weizenvollkornmehl mit dem handwarmen Wasser und der Hefe verkneten. Dann das Öl und das Meersalz dazugeben und zu einem geschmeidigen Teig kneten, der weder an der Hand noch an dem Schüsselrand klebt. Den Teig zudecken und an einem warmen Ort etwa 15 Minuten ruhen lassen. Inzwischen den Lauch gründlich waschen, abtropfen lassen und kleinschneiden. In einem Topf das Öl erhitzen und den Lauch darin unter Rühren andünsten. Zudecken und bei mittlerer Hitze etwa 3–5 Minuten dünsten. Die Kochstelle ausschalten, den Sauerrahm unter den Lauch heben und mit Kräutermeersalz und geriebener Muskatnuß abschmecken. Den Lauch mit dem Rahm auf der noch warmen Herdplatte 8–10 Minuten ziehen lassen.

Den Ofen auf 220°C vorheizen.

Eine 28er Springform einfetten. Den Teig auf der bemehlten Arbeitsfläche nochmals mit beiden Händen dynamisch kneten und anschließend in die Form drücken, dabei an den Seiten einen etwa 3 cm hohen Rand stehen-

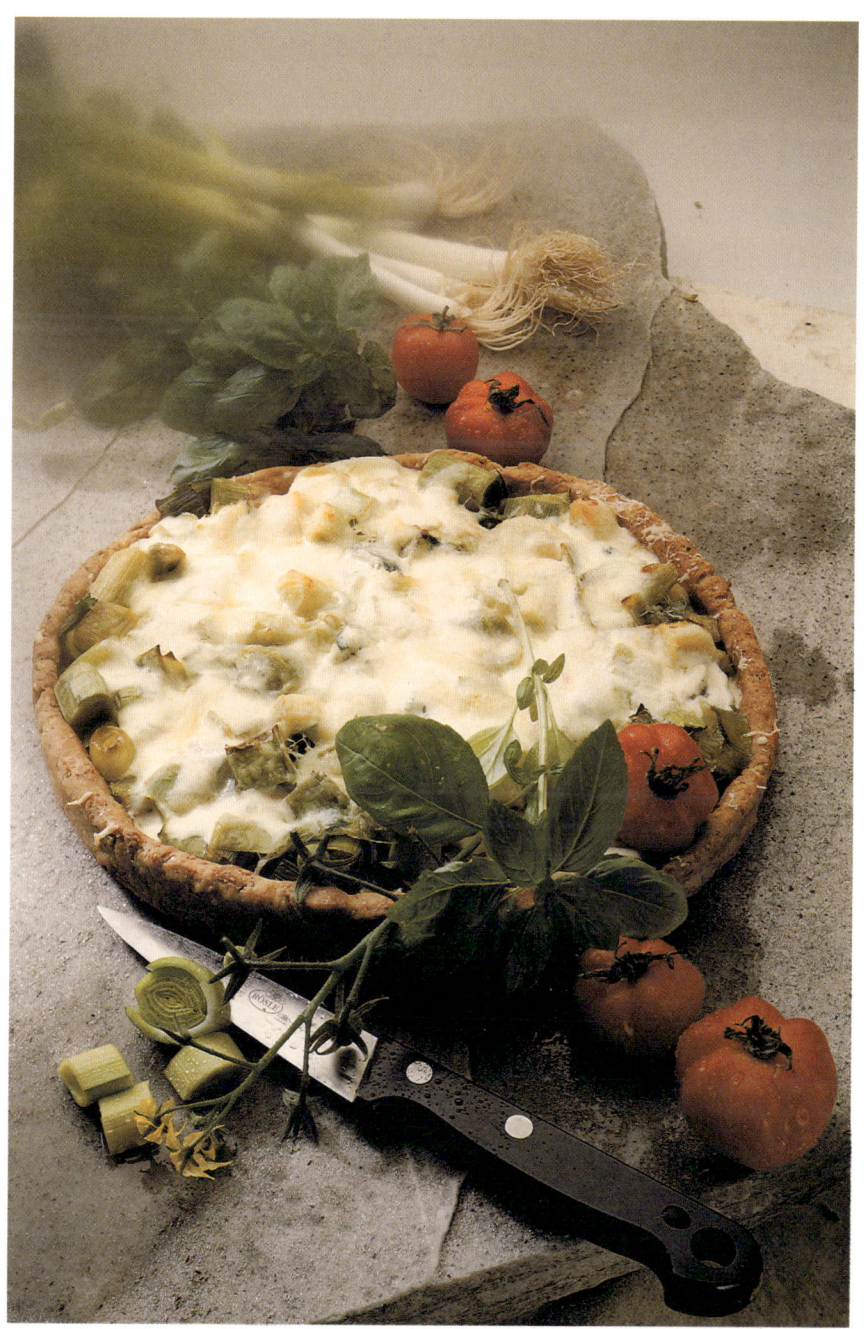

lassen. Mit einer Gabel den Teig mehrmals leicht einstechen und im vorgeheizten Ofen etwa 10 Minuten vorbacken.
In der Zwischenzeit den Käse raspeln. Dann den Lauch nochmals durchrühren – falls erforderlich – 1–2 Eßlöffel Weizenvollkornmehl unterziehen
und gleichmäßig auf den Boden verteilen. Mit Käse bestreuen und mit
Möhren- oder Tomatenscheiben garnieren.
Im Ofen auf mittlerer Schiene etwa 25 Minuten bei 220°C backen.

Backzeit: etwa 35 Minuten.
Zubereitungszeit: etwa 30 Minuten.

Vollkorn-Pizza

Haben Sie schon einmal eine vegetarische Pizza mit einem knusprigen
Vollkorn-Teig gegessen? Wenn nicht, sollten Sie diese unbedingt pro-
bieren.

Zutaten für 1 Blech
500 g frisch gemahlenes Weizenvollkornmehl
1½ Tassen (¼ l) Wasser
½ Tasse unraffiniertes Olivenöl
1 TL Meersalz
1 Würfel Frischhefe oder 2 Päckchen Trockenhefe

Für den Belag:
2 Fleischtomaten
2 grüne Paprikaschoten
etwa 100 g frische Champignons
1 Gemüsezwiebel
1 kleines Glas Tomatenmark
Kräutermeersalz, Basilikum, Oregano, Thymian
etwa 125 g Käse zum Überbacken

Zubereitung

Das möglichst frisch gemahlene Weizenvollkornmehl in einer Schüssel mit dem handwarmen Wasser und der Hefe verkneten. Dann das Olivenöl und das Meersalz dazugeben und zu einem geschmeidigen Teig kneten, der weder an der Hand noch am Schüsselrand klebt. Den Teig zudecken und an einem warmen Ort etwa 15 Minuten ruhen lassen.

In der Zwischenzeit das Gemüse waschen, die Champignons – wenn erforderlich – putzen. Die Tomaten in Scheiben, die Paprika und die Zwiebel in Ringe schneiden.

Die Champignons können ganz bleiben oder in Scheiben geschnitten werden.

Den Ofen auf 225°C vorheizen und ein Backblech mit Mehl bestäuben. Den Teig aus der Schüssel nehmen und auf der bemehlten Arbeitsfläche nochmals mit beiden Händen dynamisch kneten. Dann auf das bemehlte Blech drücken und mit dem Nudelholz gleichmäßig ausrollen. Im vorgeheizten Ofen etwa 10 Minuten vorbacken.

Inzwischen den Käse raspeln. Dann den Teig aus dem Ofen nehmen, mit dem Tomatenmark bestreichen und mit dem Gemüse belegen. Die Kräuter darüberstreuen, mit Olivenöl beträufeln und mit dem geraspelten Käse bedecken.

Im Ofen auf oberster Schiene etwa 20 Minuten bei 220°C backen.

Backzeit: etwa 30 Minuten.
Zubereitungszeit: etwa 20 Minuten.

Vollkorn-Knäcke-Brot

Zutaten für 2 Bleche

450 g Weizenvollkornmehl
50 g Buchweizenmehl
350 ccm Wasser
1 Päckchen Hefe
50 g unraffiniertes Sonnenblumenöl
1 TL Meersalz
2–3 EL Sesam
2–3 EL Mohn

Zubereitung

Das möglichst frisch gemahlene Weizenvollkornmehl mit dem Buchweizenmehl, Wasser und der Hefe zu einem geschmeidigen Teig kneten.
Den Teig bedeckt 15–20 Minuten warm stellen. Die Temperatur sollte jedoch nicht über 30°C liegen.
Das Öl und Meersalz dazugeben und den Teig nochmals gut kneten.
Den Backofen auf 250°C vorheizen.
Zwei Bleche mit Mehl bestreuen. Den Teig halbieren, jede Hälfte auf ein Blech drücken und mit dem Nudelholz schön gleichmäßig ausrollen. Auf das eine Blech Sesam, auf das andere Mohn streuen und die Körner mit dem Holz in den Teig drücken.
Den Teig bereits jetzt in die gewünschte Scheibengröße schneiden. Nochmals 3–5 Minuten bedeckt ruhen lassen.
Im Backofen bei 225°C in 10–15 Minuten knusprig braun backen.

Zubereitungszeit: etwa 50–60 Minuten.

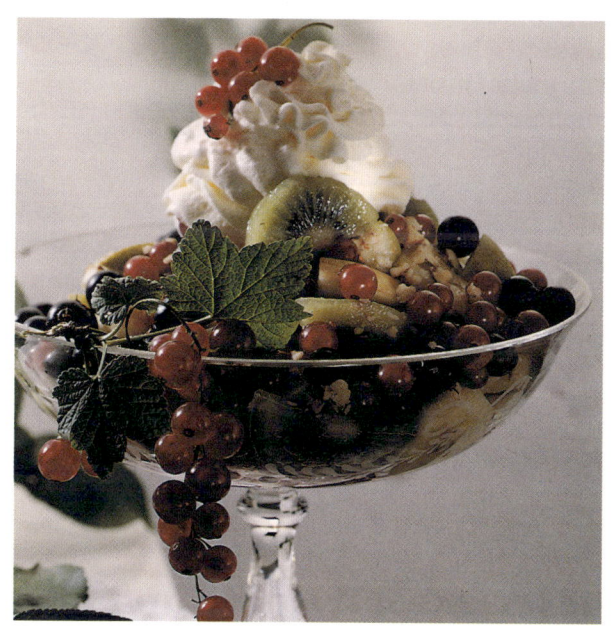

SÜSS UND GESUND

Knabbermischung für zwischendurch

Zutaten

50 g Mandeln
50 g Haselnüsse
50 g ungeschwefelte Rosinen oder Korinthen
25 g Sonnenblumenkerne
1 EL Kürbiskerne
1 EL Pinienkerne

Zubereitung

Alle Zutaten miteinander vermengen.
Nach Belieben können Sie noch getrocknete, etwas zerkleinerte Datteln oder 1–2 EL Honig-Crunchy dazugeben. Diese kernige Knabbermischung ist ideal für den Nachmittags-Tee und für zwischendurch.

Zubereitungszeit: etwa 5 Minuten.

Reiscreme mit Honig und Zimt

Zutaten für 2 – 4 Personen

1 Tasse ungeschälter Naturreis (etwa 150 g), feingemahlen
ersatzweise 150 g fertiges Vollreismehl
¾ l Sojamilch
1 geh. EL kaltgeschleuderter Honig
¼ TL Zimt

Zubereitung

Den Reis möglichst frisch feinmahlen und in einem Topf in etwas Soja-milch anrühren. Während des Erhitzens die restliche Sojamilch hineinrüh-

ren. Die Reiscreme unter ständigem Rühren kurz aufkochen und auf der ausgeschalteten Herdplatte noch 1–2 Minuten nachquellen lassen.

Die Reiscreme in Portionsschälchen verteilen und etwas abkühlen lassen. Erst dann etwa 1 Teelöffel Honig/pro Portion über der Reiscreme zerlaufen lassen und mit Zimt bestreuen.

Zubereitungszeit: etwa 15 Minuten.

Gerstencreme mit Rosinen und Mandeln

Zutaten für 2 Personen

100 g Gerste, feingemahlen
½ l Sojamilch
1–2 EL ungeschwefelte Rosinen
1–2 EL gehackte Mandeln
1 EL kaltgeschleuderter Honig

Zum Garnieren: frische Beeren der Jahreszeit oder 1 Banane .

Zubereitung

Die möglichst frisch gemahlene Gerste in einem Topf mit etwas Sojamilch anrühren. Während des Erhitzens die restliche Sojamilch hineinrühren. Die Rosinen und Mandeln dazugeben und unter ständigem Rühren kurz aufkochen lassen. Auf der ausgeschalteten Herdplatte noch 1–2 Minuten nachquellen, dann in Portionsschälchen verteilen und etwas abkühlen lassen. Den Honig darübergeben und mit frischen Beeren der Jahreszeit oder Bananenscheiben garnieren.

Getreidecremes schmecken auch kalt sehr gut und lassen sich, wenn sie etwas dicker zubereitet und gekühlt werden, auch problemlos stürzen.

Zubereitungszeit: etwa 15 Minuten.

Gemischter Frucht-Salat

Eine Früchte-Komposition für heiße Sommertage.

Zutaten für 2 – 4 Personen

etwa 75 g rote Johannisbeeren
etwa 25 g schwarze Johannisbeeren
1 Apfel
1 Birne
1 Banane
1 Kiwi
100 g gehackte Mandeln
¼ l süße Sahne, geschlagen
½ TL Zimt
1 EL Akazienhonig
Zum Garnieren: Orangenscheiben

Zubereitung

Die Johannisbeeren in einem Sieb unter fließendem Wasser gut abspülen und abtropfen lassen. Den Apfel und die Birne ebenfalls gründlich waschen und dann mit Schale kleinschneiden. Die Banane und die Kiwi schälen und zerkleinern.

Die Früchte in einer Schale mit den gehackten Mandeln, dem Honig und Zimt vermengen und in Portionsschälchen füllen. Auf jede Portion einen Klacks geschlagene Sahne geben und mit Orangenscheiben garnieren.

Zubereitungszeit: etwa 20 Minuten.

Im Herbst können Sie für einen gemischten Frucht-Salat Pflaumen, Blaubeeren und Brombeeren verwenden.

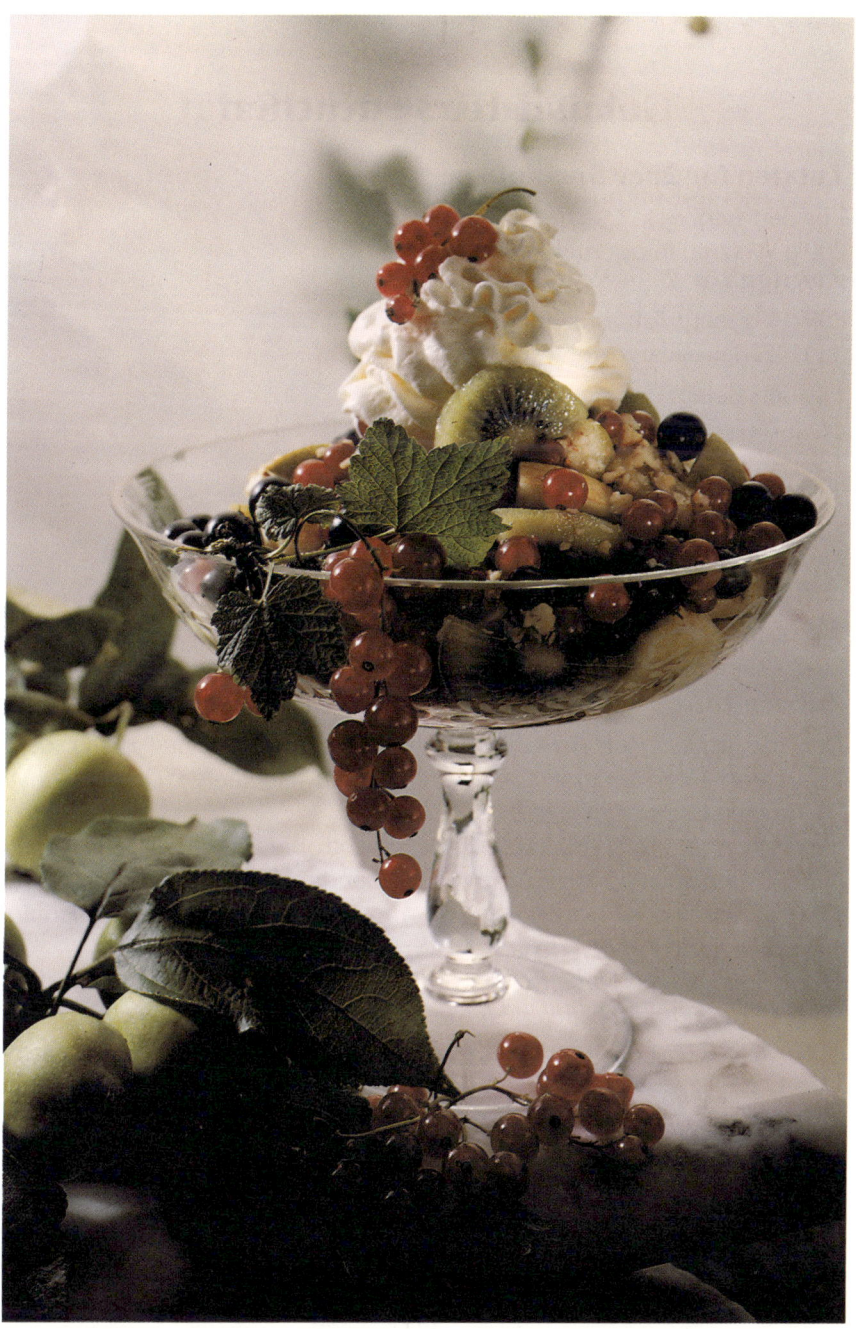

Apfel-Hirse-Kuchen

Zutaten für 28er Springform

Für den Teig:
200 g Weizen, feingemahlen
80 g Butter
200 g Sahnequark
1 Prise Meersalz

Für den Belag:
etwa 750 g Äpfel (hierfür eignet sich auch Fallobst)
125 g ungeschwefelte Rosinen
125 g Honig
125 g Hirse
etwa 375 ccm Wasser
2–3 EL gehackte Mandeln
1 TL Zimt

Zubereitung

Den möglichst frisch gemahlenen Weizen mit der weichen Butter, dem Quark und Meersalz zu einem geschmeidigen Teig kneten. Den Teig etwa 20 Minuten kühlstellen.

Inzwischen die Äpfel gründlich waschen, abtropfen lassen und mit Schale in Keile schneiden. Wenn Sie die Äpfel lieber ganz weich mögen, garen Sie sie mit etwa ⅔ der Rosinen kurz vor. Anschließend mit 2 Eßlöffeln Honig, 1 Teelöffel Zimt und den gehackten Mandeln vermengen.

Die feingemahlene Hirse mit der Sojamilch unter Rühren kurz aufkochen und auf der ausgeschalteten Herdplatte ausquellen lassen. Die restlichen Rosinen und den Honig unterziehen und beiseitestellen.

Den Ofen auf 200°C vorheizen und eine 28er Springform einfetten. Den Teig in die Form drücken. Die Äpfel darauf verteilen und mit der Hirse bedecken.

Im Ofen auf mittlerer Schiene bei 200°C etwa 40 Minuten backen.

Backzeit: etwa 40 Minuten. Zubereitungszeit: etwa 30 Minuten.

Getrocknete Getreidebällchen

Zutaten

100 g Weizen, feingeschrotet
50 g Hafer, feingeschrotet
50 g ungeschwefelte Rosinen
25 g gehackte Mandeln
25 g Sonnenblumenkerne
etwa 3 EL kaltgeschleuderter fester Honig (Wildblüte)
je 1 MS Zimt und Vanille
etwa ⅛ l kohlensäurefreies Mineralwasser
etwa 50 g Kokosraspeln

Zubereitung

Den feingeschroteten Weizen und Hafer mit den Rosinen, Mandeln und Sonnenblumenkernen vermengen. Den Honig, Zimt und Vanille dazugeben und mit dem Wasser zu einem mittelfesten Teig kneten. Aus der Masse etwa 15 gleichgroße Bällchen formen. Die Hälfte davon können noch in Kokosraspeln gewälzt werden. Dann die Bällchen am besten in der Sonne trocknen. Ersatzweise können sie auch in die Nähe einer anderen Wärmequelle gestellt werden.

In der Sonne sind die Bällchen in etwa zwei Tagen richtig durchgetrocknet, sie schmecken jedoch auch frisch schon so gut, daß es recht schwierig ist, überhaupt welche getrocknet zu bekommen.

Zubereitungszeit: etwa 30 Minuten.

Die natürliche Reifezeit von Obst und Gemüse

Wenn Sie einmal die Obst- und Gemüseabteilung eines Supermarktes betrachten, wird es Ihnen sicher schwer fallen, die augenblickliche Jahreszeit festzustellen. Gigantische Gewächshäuser und Importe aus warmen Ländern machen es möglich, daß wir unabhängig von dem jeweiligen Jahresrhythmus fast jede Obst- und Gemüsesorte kaufen können. Das durch Spiegel und Spezialbeleuchtung geschaffene Schlaraffenland läßt uns vergessen, daß diese Erzeugnisse unter enormem Energieaufwand von Heizöl und Chemikalien entstehen. Diese Produkte erfüllen in erster Linie die äußeren Kriterien der Handelsklassen, die bei einer vollwertigen Ernährung ohnehin sekundär sind, da die Zutaten möglichst aus kontrolliert biologischem Anbau sein sollten. Der wässrige Geschmack israelischer Erdbeeren zeigt uns zum Beispiel, daß es bei dieser unreif geernteten und chemisch behandelten Frucht wohl auch an Vitalstoffen fehlt.

Es ist daher nur ratsam, die einheimische Ernte abzuwarten und den Speisezettel allmählich so zu gestalten, daß Sie weitgehend auf Gewächshausprodukte und Importfrüchte verzichten können.

Als Anregung ist diese Tabelle gedacht:

● Haupterntezeit   ○ Nebenangebot

Obst	Jan.	Febr.	März	April	Mai	Juni	Juli	Aug.	Sept.	Okt.	Nov.	Dez.
Äpfel	●	●	●	●	○	○	○	○	●	●	●	●
Apfelsinen	●	●	●	●	●	○	○	○	○	○	●	●
Aprikosen					○	○	●	●	○			
Birnen	○	○	○	○	○	○	○	●	●	●	○	○
Brombeeren							○	●	●	○		
Clementinen/Mandar.	●	●	○								○	●
Erdbeeren					○	●	●	○				
Grapefruits'	●	○	○	○	○	○	○	○	○	○	●	●
Heidelbeeren							○	●	●			
Himbeeren						○	●	●	○			
Holunderbeeren									○	●	○	
Johannisbeeren						○	●	●	○			
Kirschen					○	●	●	○				
Kiwis	○	○			○	○	○	○	○		●	●
Melonen	○	○	○	○	●	●	●	●	●	●	●	○
Pfirsiche				○	○	●	●	●	○			
Pflaumen/Zwetschen						○	●	●	●	○		
Preiselbeeren								○	●	○		
Quitten									○	●	○	
Stachelbeeren						○	●	○				
Weintrauben	○	○	○	○	○	○	○	○	●	●	●	○

Gemüse	Jan.	Febr.	März	April	Mai	Juni	Juli	Aug.	Sept.	Okt.	Nov.	Dez.
Artischocken	●	●	●	●	●	○			○	●	●	●
Blumenkohl	○	○	○	○	○	○	●	●	●	●	○	○
Broccoli	●	●	●	○	○				○	●	●	●
Chicorée	●	●	○	○					○	●	●	●
Chinakohl	○	○	○	○				○	●	●	●	
Eisbergsalat	○	○	○	○	○	●	●	●	●	●	●	●
Endiviensalat	○	○						○	●	●	●	○
Erbsen, grün						○	●	●	○			
Feldsalat	●	●	○	○					○	●	●	●
Fenchelgemüse	●	●	○	○					○	●	●	●
Grüne Bohnen						○	●	●	●	○		
Grünkohl	●	●	●	○					○	●	●	●
Kohlrabi	○	○	○	○	○	●	●	●	○	○	○	○
Kopfsalat	○	○	○	○	●	●	●	○	○	○	○	○
Kürbis							○	●	●	●	○	
Maiskolben							○	●	●	○		
Meerrettich	●	●	○						○	●	●	●
Möhren	●	●	●	○	○	○	○	●	●	●	●	●
Paprikaschoten	○	○	○	○	○	○	●	●	●	●	●	○
Petersilie	●	●	●	●	○	○	○	○	○	○	○	○
Porree	○	○	○	○	○	○	●	●	●	●	●	○
Radieschen	○	○	○	○	●	●	●	○	○	○	○	○
Rettich	○	○	○	●	●	●	●	●	●	●	○	○
Rhabarber			○	●	●	●	○					
Rosenkohl	●	●	○	○					○	●	●	●
Rote Bete	●	○							○	●	●	●
Rotkohl	●	●	○	○	○	○	●	●	●	●	●	●
Salatgurken						○	○	●	●	●	○	
Schwarzwurzeln	●	●	○						○	○	○	●
Sellerieknollen	●	●	○					○	○	●	●	●
Spargel			○	○	●	●	○					
Spinat			○	●	●	●	○	○	●	●	○	
Spitzkohl			○	○	●	●	○					
Staudensellerie	○	○	○				○	○	○	●	●	○
Steckrüben	●	●	○						○	●	●	●
Tomaten	○	○	○	○	○	○	●	●	●	○	○	○
Weißkohl	●	●	●	○	○	○	○	●	●	●	●	●
Wirsingkohl	●	●	○	○	○	○	●	●	●	●	●	●
Zucchini	○	○	○	○	○	●	●	●	●	○	○	○
Zwiebeln	●	●	●	●	●	○	○	●	●	●	●	●

Literatur-Nachweis

Achterberg, j., 1987: Die heilende Kraft der Imagination, Scherz

Beaufort, f., und Schönemann, H., 1987: Malignomtherapie, Zuckschwerdt

Beyersdorff, D., 1986: Biologische Wege zur Krebsabwehr. Verlag für Medizin, Dr. Ewald Fischer, Heidelberg

Desowitz, Robert S., 1984: Der Körper wehrt sich, Rowohlt

Dinkelaker, H./Kass, K. A., 1982: Die Mistel in der Therapie, Haug Verlag

Friedlander, Mark P./Phillips, Terry M., 1987: Für ein starkes Immunsystem, Hallwag

Graf, S., 1987: Das Abenteuer der Selbstentdeckung, Kösel

Groddeck, G., 1974: Verdrängen und heilen, Aufsätze zur Psychoanalyse und psychosomatischen Medizin, Kindler

Hager, E. D., 1986: Biomodulation und Biotherapie des Krebses 1, Verlag für Medizin, Dr. Ewald Fischer, Heidelberg

Jaffe, Denni T., 1983: Kräfte der Selbstheilung, Klett-Cotta

Kissl, D.: Infusionsbehandlung von Karzinomen mit Viscum album, in: 2. Allg. Medizin 63/1987

Köhler, G. und Eichmann, K., 1987: Immunsystem, Heidelberg-Spektrum-der-Wissenschaft-Verlagsgesellschaft

Kringlen, E., 1983: Kranke, Menschen und medizinische Behandlung, Oslo

Kuno, Manfred D.: Hochdosierte Infusionstherapie mit Mistelextrakt Vysorel (Isorel) bei Metastasierenden, Mamma-Karzinom, in: Krebskurier Nr. 4/1987

Le Shan, L., 1982: Psychotherapie gegen den Krebs, Klett-Cotta

Lynch, James J., 1979: Das gebrochene Herz, Reinbek bei Hamburg

Pohler, G., 1988: Krebs und seelische Konflikte, Nexus

Sattilaro, A. J., 1986: Rückruf ins Leben, Mahajiv

Schmidbauer, W., 1986: Die subjektive Krankheit, Rowohlt

Selby, J., 1987: Immunsystem aktivieren, Droemer Knaur

Selye, Hans, 1974: Streß. Bewältigung und Lebensgewinn. Piper

Siegel, B., 1988: Prognose, Hoffnung, Econ

Teegen, F., 1983: Ganzheitliche Gesundheit, Rowohlt

Tuft, H., 1988: Nur wer kämpft, hat eine Chance, Fischer

Wolf, Peter: Infusionstherapie mit dem Viscum-album-Präparat Vysorel (Isorel), in: Hager, E. D., 1986: Biomodulation und Biotherapie des Krebses 1, Verlag für Medizin, Dr. Ewald Fischer

Wolf, P.: Rhythmische Infusionstherapie mit dem Viscum-album-Präparat Vysorel bei Gehirnmetastasen – Fallbereicht einer Totalremission, in: Krebsgeschehen, Heft 3/1984

Wolf, P.: Rhythmische Infusionstherapie mit dem Viscum-album-Präparat Vysorel bei zwei Patientinnen mit Knochenmetastasen, in: Krebsgeschehen, Heft 6/1985

Wolf, P.: Veröffentlichung in der Zeitschrift »Erfahrungs-Heilkunde« – Thema: Erfahrungsbericht mit dem Viscum-album-Präparat Vysorel bei 60 Patienen

Wolf, P.: Biologie der Krebstherapie in Raum und Zeit, Heft 3/1986

Wolf, P.: Krebs und Psychosomatik, in: Zeitschrift Krebskurier I-III

Zorn, Fritz, 1977: Mars, Kindler

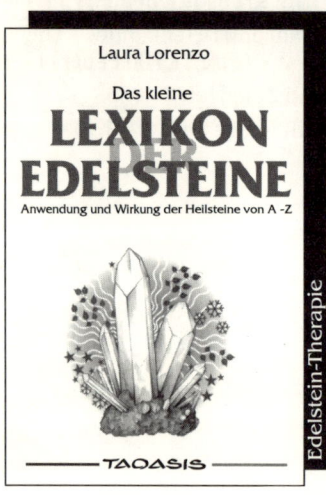
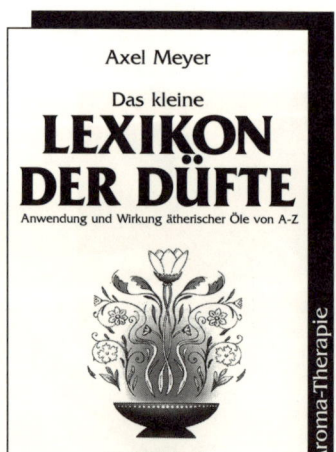
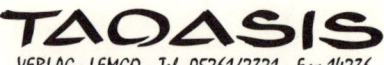

Weitere Bücher zum Thema Vollwert-Ernährung

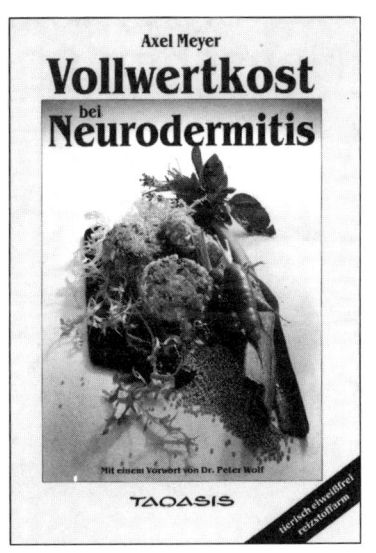

Axel Meyer

Vollwertkost bei Neurodermitis

4-farbiger Titel, Format 14,8 × 21 cm
13 Farbfotos, 96 Seiten
DM 19,80
ISBN 3-926014-11-3

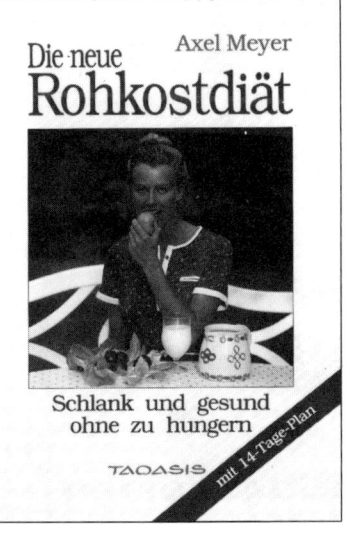

Axel Meyer

Die neue Rohkostdiät

4-farbiger Titel, Format 14,8 × 21 cm
9 Farbfotos, 96 Seiten
DM 19,80
ISBN 3-926014-15-6

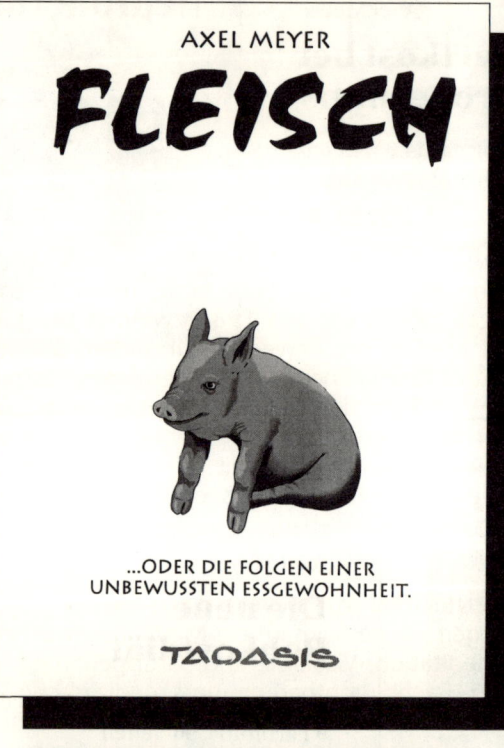

IMMUNTRAINING
EINE WOCHE IM KLOSTER AUF MALLORCA
FÜR KREBSPATIENTEN UND DEREN ANGEHÖRIGE

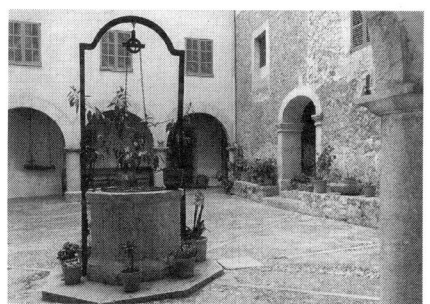

In der Stille und Ruhe des Klosters St. Lucia in der unberührten Berg-
landschaft Mallorcas führen wir seit 1987 zweimal pro Jahr ein
Immuntraining mit Meditation, Bewegungsübungen, Selbsterfah-
rung, Bachblüten- und Aroma-Therapie, Wanderungen, Gesprächen
und medizinischen Vorträgen durch. Im Laufe einer ereignisreichen
Woche können wir Wege erfahren und erleben, wie wir uns als
Patienten aus der Einsamkeit der Krankheit führen und lernen, über
eine Aktivierung der körperlichen und seelischen Kräfte mit der
Bedrohung zu leben und zu überleben.

WOCHENENDEN AUF EINEM BAUERNHOF
4 x pro Jahr verbringen wir gemeinsam ein Meditationswochenende
in der Heide: mit Meditation, Visualisierung, Gruppenarbeit, Arbeit
mit Farben und Ton, Bachblütentherapie und medizinische Vorträ-
ge wollen wir die inneren Selbstheilungskräfte aktivieren und den
Weg zu einem besseren Verständnis der Krebserkrankung bereiten.

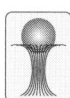   LEITUNG: DR. PETER WOLF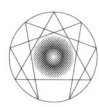

ANMELDUNG UND INFORMATIONEN: INSTITUT FÜR BIOTHERAPIE UND
PSYCHOSOMATIK GMBH, TRIERER STRAßE 8, D-30173 HANNOVER
Tel. 05 11 / 62 92 66 oder 80 84 08, Fax 05 11/ 39 36 98 oder 80 84 08

Weitere Bücher von Axel Meyer:

Die Kunst des Backens
TAOASIS Verlag   ISBN 3-926014-00-8

Köstlichkeiten der Pflanzenküche
TAOASIS Verlag   ISBN 3-926014-01-6

. . . zum Spaß vegetarisch
TAOASIS Verlag   ISBN 3-926014-03-2

Gesund frühstücken
Heyne Verlag   ISBN 3-453-03568-2

Vegetarische Spezialitäten
Gräfe + Unzer Verlag   ISBN 3-7742-3656-9

Beerenstarke Vollwertkost für Kinder
TAOASIS Verlag   ISBN 3-926014-14-8

Kosmologie des Augenblicks
TAOASIS Verlag   ISBN 3-926014-02-4

Seiltanz auf dem Vulkan
TAOASIS Verlag   ISBN 3-926014-04-0

Warum kein Fleisch
Goldmann Verlag   ISBN 3-442-13570-2

Das Lexikon der Vollwert-Ernährung
Goldmann Verlag   Nr. 13569

TAOASIS
Ernährung mit Bewußtsein
TAOASIS Verlag · Wilmersiek 54 · D-4920 Lemgo